女性素质教育系列读本

女性必备营养常识与健康指导

主　编　吕　薇
副主编　郝西燕

西安电子科技大学出版社

内 容 简 介

本书以女大学生较为关注的女性健康常识和营养学基础知识为主要内容，以普及女大学生营养与健康知识为目的，是一本综合性、实用性较强的女大学生素质教育读本。具体内容包括：女性营养与健康指导；营养学基础知识；营养素及其功能；食物的营养价值；《中国居民膳食指南》概要。

本书为不同专业的女大学生们开辟了一个获取新知识、新技能的窗口，也为女大学生在今后的专业和职业选择上提供了营养师这个新的方向和视角。

···前　言···

　　《女性必备营常识与健康指导》是对女大学生的一次邀请，一次寻求更健康、更幸福、更圆满生活的邀请。

　　通过对本书的学习，学生们可以学到新的知识，也可以更新生活的理念，重新认识自己的身体状态和身体功能；使她们具备基本的健康理念和营养知识，消除错误的饮食和审美观念；不仅使她们自己具备健康的体魄，而且为其家人、朋友担当普及健康知识、倡导合理饮食健康生活的宣传员、传播者和指导者，为全面提高我国公民的身体素质与营养素质发挥作用。

　　本书以女大学生较为关注的女性健康常识和营养学基础知识为主要内容，以普及女大学生营养与健康知识为目的，是一本综合性、实用性较强的女大学生素质教育读本。本书淡化了学科特性，生活指导性强，让非医学专业的女大学生也能易学易懂。

　　本书第一章包含了女性形体美与皮肤的养护、女大学生关注的几个健康问题等内容，涉及较多的女性生理学和病理学知识，主要由具备临床医学专业知识和女性健康科普宣教工作经历的郝西燕老师撰写。第二、三、四、五章内容偏重女大学生营养与健康知识的普及，内容涉及营养学基础、公众营养学与实践、保健食品、临床营养学等知识，由具备国家高级营养师资质的吕薇老师编写。临床医学和营养学虽然是各自独立的两大学科，但在指导人体健康与疾病的预防及治疗过程中，两大学科知识相互关联、交叉、协同，缺一不可。在本书的编写过程中，主编与副主编既有分工又相互配合，充分发挥了各自的专业特长，使本书内容既有学科区分，又相互融合，实用且有趣。

膳食、营养与人们的生活息息相关，合理营养是健康的基础，更是女大学生全面素质发展所应接受的教育内容之一。当前，随着我国社会经济的发展和人民生活水平的提高，人们对营养与健康日渐重视，科学饮食、合理营养、促进健康已成为社会的基本需求。但是我国专业营养技术人员严重缺乏，公民科学饮食、合理营养的相关知识欠缺，饮食习惯不良，培养专业营养技术人员已成为当前我国社会的迫切需求。所以本书也为不同专业的女大学生们开辟了一个获得新知识、新技能的窗口，为女大学生在今后的专业和职业选择上提供了一个新的方向和视角。毫不夸张地说：营养师将是人类社会发展中最具前瞻性的职业之一。而将来，在今天学习的女大学生中很可能就涌现出优秀的营养师或女性健康指导专家。

在本书编写过程中，得到西安培华学院教务处肖建军处长的热情指导和建议，"陕西公众营养师培训中心"为教材的编写提供了相关思路和案例，西安电子科技大学出版社给予中肯建议，西安医学院高级营养师史亚敏副教授给予大力支持，谨在此一并表示诚挚感谢。

由于编者水平有限，书中疏漏或差错在所难免，敬请读者批评指正。

编　者

2013 年 8 月 12 日

目 录

第一章

女性营养与健康指导

第一节 女性形体美与营养

女性形体美表现出的是一种女性特征的美——胸部丰满、腰部纤细、髋部丰厚且较宽，整个躯体成柔和、圆润的曲线。本节包含两部分内容，一是女性形态特征与营养；二是女性形体外观特征与营养。

一、女性形态特征与营养

女性的胸部是女性形态的重要特征之一。美国曾有几位颇负盛名的心理学专家就女性的曲线美与男性的心理问题对 5000 多名男士做了一次心理测验，题目是：女性的乳房、臀部及大腿三部分，哪一部分最吸引你的注意？所得答案中竟有 57％是乳房，32％是大腿，剩下的11％才是臀部。

自古以来，女性的乳房就是文学、艺术作品中描述女性形态美的不可缺少的一部分。古罗马时代的人们认为丰满、性感的乳房为女性魅力所在。人类社会发展到现在，乳房已成为女性美的主要标志。世界选美比赛中，都以女性三围为标准，其中胸围就是指乳房的大小。

女性乳房的大小除了遗传和体质因素外，还与体内的激素密切相关。垂体前叶产生的促乳房激素直接作用于乳房；卵巢产生雌激素、孕激素，促使乳房长大；生长激素、胰岛素也是乳房发育不可缺少的成分。这些激素来源于我们膳食中的蛋白质，不饱和脂肪酸，胆固醇，维生素 E，B 族维生素，矿物质锌、碘、锰等。

维生素 E 能促进卵巢的发育和完善，使成熟的卵细胞和黄体细胞增加，卵巢细胞可以分泌雌激素，当雌激素分泌量增加时，可促使乳腺管增长，黄体酮则可使乳腺管产生分支进而形成乳腺小管，使乳房长大，脂肪决定了乳房是否丰满、富有弹性，B 族维生素也是女性体内合成激素不可缺少的重要成分。所以，女性在饮食中要多摄入富含这些营养素的食物，如鱼类、禽肉类、全谷类、大豆、鸡蛋、牛奶、葵花子油、大豆油、多种坚果、卷心菜、花菜及多种深色蔬菜和水果。此外，酒酿富含天然激素，因而与玉米一起被专家肯定为最佳丰胸食品。

二、女性形体外观特征与营养

现代女性形体美的特点在于匀称的骨骼美，即站立时头颈、躯干和脚的纵轴在同一垂直线上，且肌肉与脂肪的比例要适中。国际审美委员会的数据显示，女性的肩宽约为身高的 $1/4\pm2$ cm，即 38 cm～43 cm，髋部的宽度应与肩同宽。肌肉要富有弹性和协调性。如果缺乏脂肪，过分"苗条"，皮肤贴附骨骼，显现出骨骼的锥形、三角形、凹凸形，就谈不上曲线美了。所以，决定女性形体外观特征的主要因素是骨骼、肌肉、脂肪的质量和数量。

（一）让骨骼健康的营养素

除女性所需的激素外，蛋白质及矿物质钙、磷、镁、硅、硼、锌、铜等都是增强骨基质所需的物质。骨骼是由蛋白质和胶原蛋白构成的。胶原蛋白负责集中体内的钙、磷和镁，而钙、磷和镁是骨骼的"建筑材料"。吸收钙并把钙送入骨骼的能力依赖于维生素 D，同时还要有微量矿物质硼的协同作用。维生素 C 帮助制造胶原蛋白，锌也有助于生成新的骨细胞。

（二）让肌肉健康的营养素

肌肉美是在骨骼基础上表现出的形体美。蛋白质是构成肌肉的主要原材料，而维生素和矿物质对肌体组织有保护、修护和促进生长的作用。缺乏维生素（B6、B12）和矿物质，肌肉生长就会减缓或受阻。

（三）形体美离不开脂肪

对形体美有影响的主要是皮下脂肪。女性形体美是指肌肉、皮下脂肪构成的胸部、腰部、臀部三维的比例适度。由此构成的曲线，被认为是女性形体美的重要特征。

国际审美委员会在欧洲小组选美比赛中，多次把胸围 90 cm、腰围 60 cm、臀围 90 cm、身高 170 cm 作为体形美的标准。

除了锻炼因素外，性激素、维生素 E 和锌对脂肪的积存、分布也有一定的影响。

（四）女性形体健康所需营养素的食物来源

由上述可见，女性形体健康涉及的营养是方方面面的，存在于各类食物中。所以在饮食中，要做到食物多样、荤素搭配、合理膳食，才能营养均衡。与形体健康相关的部分营养素的食物来源如表 1-1-1 所示。

表 1-1-1　与形体健康相关的部分营养素的食物来源

名　称	食 物 来 源
蛋白质	牛肉、羊肉、鸡肉、黄豆、鸡蛋、牛奶、鱼类、蘑菇、紫菜、花生
钙	牛奶、干酪、蛋黄、花生、虾皮、海带、木耳、黑豆、苜蓿、雪里红
磷	瘦肉、肝脏、鸡蛋、牛奶、芝麻酱、花生、干豆、坚果、海带、紫菜
镁	黄米、大麦、黑米、荞麦、麸皮、黄豆、苋菜、口蘑、木耳、香菇
锌	海产、红色肉类、动物内脏、干果、谷类胚芽
铜	牡蛎、贝类、坚果、动物的肝、肾、谷类胚芽、豆类
维生素 C	辣椒、茼蒿、苦瓜、菠菜、土豆、韭菜、鲜枣、草莓、柑橘、柠檬
维生素 E	麦胚、油脂、玉米、大豆、坚果、蛋黄、芹菜、生菜、甘薯

三、女性形体美与锻炼

我们知道锻炼可以带来从头到脚的好处。通过有规律的锻炼，可以燃烧更多的卡路里，维持健康的体重；减少多余的脂肪和赘肉；使骨密度增加，骨头更坚硬；增强身体的柔韧性，使身体更加挺拔。

锻炼的方式多种各样，只要是适合自己的就好。如果想选激烈一点的有氧运动，可以进行慢跑、快走、骑自行车、爬楼梯等；如果希望做一些温和的无氧伸展运动的话，可以选择跳芭蕾、练瑜伽或打太极拳。游泳是一种特别好的有氧运动，它能锻炼一个人的毅力和肌肉的协同性，还能促进身体内淋巴的循环。

不要仅限于自己所爱好的某一锻炼项目和固定的时间，尽可能多尝试其他的可长期坚持的锻炼项目和可随时做的运动。

小贴士：台湾著名保健医学专家贝李在他的养生法则中告诉我们，长期健步走可以使自己的身材更加匀称，气质更显高贵。健步走的姿势是上身挺直、挺胸、抬头、收腹，两臂和下肢配合协调摆动。健步走最佳时间是餐后2小时锻炼1小时。长期坚持，不仅身材看起来矫健挺拔，还会使你充满自信。

第二节 女性皮肤的健康与养护

皮肤，特别是面部的皮肤，在显示人们的美貌和健康状况时起着十分重要的作用。可以说，面部皮肤的状态直接体现了一个人的健康和美学修养水平。皮肤的健美受到遗传、健康状况、营养水平、生活与工作环境等多种因素的影响。遗传属先天因素，而健康、营养等可通过人们的努力来改善。

一些人认为，容颜的美丽完全是靠各种护肤品换来的，神奇的化妆品可以重塑一个美丽的自我。其实，这是认识上的误区。事实上护肤养颜是一项系统工程，是一门健康科学。只有了解了自己的身体、生理机能和皮肤特质，通过调整饮食结构，让身体获取全面的健康营养，并配合适和自己的护肤养颜的方法，才能达到肌肤由里到外的健康，实现女人共同的愿望：拥有红润、光滑、细腻、柔软而富于弹性的健康皮肤。

一、皮肤的生理机能与营养

皮肤是人体最大的器官，是人体最外层的组织，参与全身的机能活动，维持人体对外界环境的对立统一，保护机体健康。

皮肤由表皮、真皮、皮下组织三部分组成。皮肤内有许多毛发、爪甲、皮脂腺、汗腺、血管、淋巴管、肌肉和神经。这些组织的维系都离不开我们吃进去的食物——

营养素。

　　营养在皮肤形成的每个环节上都至关重要。源于真皮层的胶原质，是在维生素 C 的作用下，由优质的蛋白质转化形成的。它赋予皮肤力量，维持皮肤结构，使皮肤年轻而富有弹性。可以说没有维生素 C 就没有胶原质。维生素 A 帮助我们产生新的皮肤细胞。当体内缺乏维生素 A 时，皮肤就会干燥、粗糙甚至脱屑。维生素 B2 缺乏时会导致皮炎、唇裂、脱发及皮肤老化。皮肤的细胞膜是由必需脂肪酸构成的，如果缺乏，会使皮肤细胞迅速干瘪，造成皮肤干燥。皮肤细胞的健康还依赖于充足的锌，它是保证皮脂腺（分泌皮肤中的油脂）发挥最佳功能的必要物质，缺少了它，皮肤就会发生皲裂，并且不易愈合。从痤疮到湿疹的一系列皮肤病都和锌有密切的关系。皮肤中含 60% 左右的水，只有摄入充足的水，皮肤才会有光泽和弹性，否则皮肤将变得干燥并产生皱纹。维生素 E 有较好的保持皮肤水分的作用。皮肤很容易遭受自由基的损坏，而维生素 A、C、E 及硒、类黄酮等营养素物质可以抑制过氧化脂质的形成，消除黄褐斑，延缓皮肤衰老，达到增白美容的效果。摄取充足的营养，还能帮助皮肤抵御阳光、风、辐射和细菌的侵袭。可以这样说，你今天吃的食物会变成你明天"穿"在身上的皮肤。部分营养素对皮肤的作用如表 1-2-1 所示。

表 1-2-1　部分营养素对皮肤的作用

营养素	作　　用
优质蛋白质	构成皮肤的基材
优质脂肪	构成皮肤细胞膜的重要物质，若缺乏，会使皮肤细胞迅速干瘪，造成皮肤干燥
维生素 C	与蛋白质形成胶原质，维持皮肤结构，使皮肤年轻而富有弹性
维生素 A	产生新的皮肤组织，缺乏维生素 A 时，皮肤就会干燥、粗糙甚至脱屑
维生素 B2	缺乏时会导致皮炎、唇裂、脱发及皮肤老化
锌	它是保证皮脂腺发挥最佳功能的必要物质，锌缺乏时，皮肤就会发生皲裂，并且不易愈合。从痤疮到湿疹的一系列皮肤病都和锌有密切的关系
水	体内含有充足的水分，皮肤才会有光泽和弹性，否则皮肤将变得干燥并产生皱纹
抗氧化物	维生素 A、C、E 及硒、类黄酮等营养素物质可以抑制过氧化脂质的形成，消除黄褐斑，延缓皮肤衰老，达到增白美容的效果
全面营养	活血化淤，加速血液循环，促进新陈代谢，有助于排除黑色素细胞所产生的黑色素，促进滞留于体内的黑色素分解，使之不能沉淀形成色斑，或使已沉淀的色素分解后排出体外

二、对皮肤有不良影响的食物

有些食物对我们的皮肤会产生消极的影响，但它们经常会出现在我们的饮食中。这些食物缺乏营养，并含有一些有害和刺激性物质，过量食用会造成营养不良，还会妨碍身体对一些重要营养素的吸收，影响肝脏的排毒等。这些物质包括：含咖啡因的饮料、碳酸饮料、油炸食品、酒精、烟草、精制糖等。

1. 茶和咖啡

这两种饮料所含的咖啡因和单宁酸会抑制人体对营养素的吸收，从而对身体产生深层次的影响。咖啡因还会增高血压，加重心脏的负担，使人容易患上心血管疾病，也容易衰老。

2. 碳酸饮料

碳酸饮料中含有化学物质及咖啡因、糖或人造糖，会增加肝脏的负担，也会降低胃消化和吸收营养的功能。

3. 油炸食物

高温油炸食物含有致癌物质多环芳烃，反复使用的油非常容易导致所产生的脂质过氧化物累积，这些脂质过氧化物可促使皮肤细胞早衰。

4. 酒精

酒精可能导致血管破裂和酒糟鼻。酒精还会使面颊出现红血丝，引发红斑痤疮。过量饮酒（每天超过 1 杯），会阻碍身体吸收皮肤所需要的营养素，还会让人脱水（这就是醉后恶心头痛的原因）。

1 杯酒是指 140 克葡萄酒（小葡萄酒杯）或 340 克啤酒（一大杯）或 40 克白酒（包括苏格兰威士忌、伏特加等等）。

5. 吸烟

吸烟会对身体造成严重伤害，是皮肤健康的主要威胁。吸烟破坏细胞壁，使皮肤产生皱纹，松弛下垂，还会抢走皮肤的氧气，产生游离基，与阳光一样是皮肤提前衰老的主要原因。

6. 精制糖

精制糖存在于各种饮料、糕点、加工食品和糖果中。糖分有损皮肤的胶原蛋白及弹性蛋白纤维，令人外表衰老 10 年。胶原蛋白就像皮肤的垫褥，弹性蛋白纤维如同连接垫褥的环圈，当糖分攻击这些纤维时，就会令它们变得脆弱、弹性下降，最后断裂，肌肤便开始下垂及衰老，形成皱纹。

小贴士：让女性加快衰老的饮食习惯

（1）过度节食。科学实验证实，饭吃七八分饱，适量地节制饮食，确实有利于延缓老化进程。而过度节食，其弊远大于利。有研究证实，能量大量缺乏，会减少肠道抗氧化物的水平，对肠道清除自由基产生不利影响，引发肠黏膜细胞的老化。再者，过度节食不仅减少能量的摄入，也会造成生命活动所需的多种营养素的缺乏，使人体由内而外"生锈"，导致皮肤出现色斑、松弛和皱纹。

（2）过度素食。全素饮食很容易造成营养摄入不均衡的后果。蛋白质、铁的摄入不足，会导致营养不良性贫血。钙和维生素 D 摄入不足，容易使人过早地患上骨质疏松和骨质增生等疾病。

（3）常吃快餐。中式快餐的优点是荤素搭配，营养结构基本合理，但问题是调味品用量过大，高脂高钠，膳食纤维不足。西式快餐的优点是方便卫生，就餐环境好，但营养方面的问题不容乐观，高脂、油炸、缺少蔬菜、豆制品等，营养结构不符合健康饮食。

（4）甜食。过多地吃糖，包括饮料、糕点等，容易诱发霉菌性阴道炎、糖尿病、肥胖、胆结石、高脂血症、白发、骨质疏松、龋齿等疾病。

三、面部皮肤的养护

第一步洁面。每日两次柔和而彻底地清洗非常重要。空气污染、尘垢、油脂分泌、残留的化妆品都会令肌肤变得不洁净，如果不及时清洁，或者清洁不当，便会引起黑头、暗疮及敏感性皮肤问题。注意事项：

（1）应选用温和而不会洗去皮肤自然油脂的洁肤用品。

（2）用圆形小海绵或柔软的毛巾洗脸。洗脸时先洗净双手，然后取适量的洁肤用品涂于脸部，并用指尖由里向外螺旋式地按摩（注意避开眼部），动作要小，用力柔和。

（3）温水比冷水能更好地溶解洁肤品，所以用温水洁肤更彻底。

（4）用干净柔软的毛巾沾干或拍干皮肤上的水分，长期用力擦脸会拉伤皮肤。眼睛周围娇弱部位要特别小心，擦拭时不要用力过大。

（5）别用太热的水洗面，热水会洗去天然油脂，加重皮肤过敏、红斑和痤疮。热水使血液更多流向表皮，皮肤薄血管脆的人容易引起毛细血管破裂。

第二步养肤。皮肤的 60% 是由水组成的，由里到外分布在不同结构处，当皮肤含有充足的水分时，皮肤就显得丰满有弹性。缺水时，皮肤就会松弛并产生皱纹。

注意事项：

（1）每天要饮用至少 8 杯水（1200 毫升水），其中包含一杯蜂蜜水最好，从里到外给肌肤充分的滋润。

（2）使用具有保湿功能的护肤品，能给肌肤充分的滋润，使它看起来更具有透明感，更显水嫩动人，并能形成抗环境污染的屏障，保护皮肤不受损害。

第三步护肤。

1. 防晒

皮肤的头号杀手是强紫外线，它容易损伤皮肤的弹性纤维，使皮肤老化。所以，尽量不要让皮肤暴晒在阳光下，以防面部水分大量丢失或被强光灼伤。阳光对皮肤的伤害会年复一年地累积，很难修复。因此切记全年都要防晒。

① 在暴晒阳光至少 30 分钟前涂抹一些不太油腻，适合自己的 SPF30 及以上的防晒霜，每隔 2～3 小时涂抹一次。

② 遮阳伞、帽、太阳镜都是常备用品。阳光厉害的时候，不要忘记手和胳膊的防晒。

③ 常按摩。经常对面部皮肤进行按摩，可使局部皮肤血管扩张，加强皮肤的新陈代谢，防止弹性纤维退化，延缓皮肤衰老。

按摩的方法是用指尖和手指的力，在脸上和颈部进行按、转、弹、拍、揉、推等动作。按摩前首先将脸和手洗净，再选用适合自己皮肤的护肤用品作为按摩膏，配合按摩手法进行按摩。每周一次，每次不超过15分钟为宜。也可在每天早上临起床和晚上临睡觉之时，不用按摩膏，按摩2～3分钟。

2. 睡眠

充足的睡眠是美丽的前提。在睡眠状态时，皮肤的新陈代谢格外活跃，皮肤表面的分泌和清洁过程不断加强，而供给皮肤营养的毛细血管循环持续增多。良好的新陈代谢，使皮肤能够吸收足够的营养，清除表皮的多余物，保证肌肤的再生。医学研究表明，人体表皮细胞新陈代谢最活跃的时间，是从午夜至清晨2时，因此，爱美的女士务必养成在午夜12时前入睡的习惯。熬夜是毁容的开始，因为彻夜不眠将影响细胞再生的速度，导致肌肤老化。所以睡眠对一个人的肌体和美容至关重要。

爱睡的女人美丽。因为身体排毒有定时，睡眠不足会把整个排毒过程搅乱。身体排毒时间表：21:00—23:00是免疫系统排毒，23:00—凌晨1:00是肝部排毒，需在熟睡中进行；凌晨1:00—3:00是大肠排毒。针对不同的排毒步骤安排睡眠，可以在睡觉中美容。

熬夜、彻夜上网都会导致睡眠不足，进而导致眼圈变黑，眼睛混浊不清。混浊的眼神给人一种无精打采的感觉，破坏了整体的美感。

　　3. 多运动

　　运动能增进皮肤的血液循环。皮肤血液旺盛就能增加养料、氧气的供给，并及时将废物排出，使皮肤得到良好的保养。同时，锻炼可使皮肤的弹性增加，防止眼睑过早下垂、颈部皮肤臃肿的现象出现。

　　除了全身运动外，可以选择一些针对性的运动，如护眼运动、颈部拉伸运动、叩齿运动等。

　　4. 深呼吸（腹式呼吸）

　　经常做深呼吸，能消除压力，给大脑、血液、细胞、所有器官及皮肤输送大量氧气，使皮肤红润有活力。当人紧张时，呼吸也会变得短促，消耗大量的体能，使皮肤失色，加速衰老。

　　5. 聆听音乐

　　皮肤经过白天的"工作"到晚间会特别疲劳。利用睡前的时间，选择聆听一些适合身体放松的音乐，使自己沉浸于音乐所营造的宁静、柔美的意境，让精神及肌肤都得到音乐的抚慰，这样会增加肌肤对保养品的吸收能力。在晨间，皮肤经过整夜充足的睡眠刚苏醒，播放一曲清雅、明快的音乐，配合按摩保养的动作，可以活化肌肤细胞、使头脑清醒。可选择古筝、竹笛的乐音来配合保养皮肤。

6．沐浴

沐浴使体温自然升高，血液循环更加顺畅，血行速度加快。水压的刺激使全身的新陈代谢加快，并使每一寸肌肤得到完全的放松。沐浴的水温最好是 37～39 摄氏度。这个温度能让副交感神经系统兴奋，对松弛身心效果最佳。

第三节　女性常见健康问题与营养的关系

一、经期综合征与营养

（一）经前期综合征与营养

经前期综合征包括腹胀、疲劳、易怒、抑郁、颜面水肿、乳房敏感或发胀、痤疮、乳房松弛及头痛等，这些症状通常发生于月经前一周。经前期综合征有三个主要病因：

（1）雌激素过剩以及黄体酮相对不足。

可以通过补充天然黄体酮并避免摄入雌激素来消除。

（2）葡萄糖不耐性。

主要表现为嗜食甜食以及刺激性食物。

（3）缺乏必需的脂肪酸、维生素 B6、锌以及镁。

这些都是制造可以平衡女性激素水平的前列腺素必需的营养物质。

所以，在经前期的膳食中，要少食多餐，并包含有上述可能缺乏的营养素。以水果作为零食，避免过多食用糖和刺激性食物。另外，应多摄入一些橄榄油、芝麻、坚果类食物，补充必需脂肪酸的不足；多摄入一些动物性食物如瘦肉、肝脏等，补充维生素 B6 的不足（B6 能够稳定情绪，帮助睡眠，使人精力充沛，同时减轻腹部疼痛）；多摄入一些杂粮、菌类、豆类、海鲜类等，补充锌和镁的不足（镁有助于身体放松，消除紧张心理，减缓压力）。另外，紧张情绪会加重经前期的不良反应，所以，要尽量减少引起情绪紧张的因素。

（二）经期营养

月经期间抵抗力下降，情绪易波动，有的人会出现食欲差、腰酸、疲劳等症状。这是由于经期失血，使血液中的营养成分如血浆蛋白、铁、钾、钙、镁等丢失所致。所以，在经期应补充一些利于"经水之行"的食物，如羊肉、鸡肉、红枣、牛奶、豆腐皮、苹果、薏苡仁、红糖、桂圆等。

美国营养专家建议，经期妇女在睡前喝一杯热牛奶（牛奶中富含钾）并加入一勺蜂蜜（蜂蜜中镁含量丰富），对减轻经期症状和补充营养有非常好的作用。

（三）经后期营养

月经干净后 1～5 天内应充分补充蛋白质、矿物质及补血的食物，如牛奶、鸡蛋、鸽蛋、鹌鹑蛋、牛肉、猪蹄、芡实、菠菜、胡萝卜、苹果、樱桃、荔枝等。

小贴士：女性气血不足，如何饮食调养

一些女性常会气血不足，体虚乏力，在经期尤其感觉明显。不妨采用如下饮食进行调养。

（1）多吃富含维生素的食物。建议选择全麦面包、麦片粥、玉米饼等粗细搭配的主食。橙子、苹果、草莓、菠菜、生菜、西兰花、白菜、西红柿等蔬果都含有丰富的维生素。

（2）多吃富含钙质的食物。钙有抑制脑神经兴奋的作用，多食含钙的食物，容易使人的情绪保持稳定。牛奶、骨头汤、各种豆类及豆制品都是富含钙的食物。大豆中含有的异黄酮是一种类似雌激素的物质，除有益于补钙外，还可补充女性雌激素的不足。建议每天喝500毫升的豆浆或食用100克以上的豆制品。

（3）多吃富含铁的食物。有些女性不爱吃肉和新鲜蔬菜，而长期喜欢吃一些糕点、糖果等垃圾食品，这种饮食习惯容易造成铁元素摄入不足，导致气血不足，情绪急躁，易怒。建议应适量食用一些含铁丰富的动物性食物，如牛肉、羊肉、瘦猪肉、鸡、鸭、海鲜等。

二、乳腺增生与营养

（一）乳腺增生的主要特征

乳腺增生是最常见的乳房疾病，其发病率居乳腺疾病的首位。乳腺增生可发生于青春期后任何年龄的女性，但以30岁～50岁的中青年妇女最为常见。

乳腺增生以乳房疼痛和肿块为主要特征，一般于月经前期或情绪变化时加重，月经后减轻。

（二）乳腺增生的病因

女大学生面临学习和竞争压力、人际关系复杂等等问题。如果这些因素造成的压力长期得不到释放，女性就会因怒、愁、忧、虑等不良情绪引发内分泌失调，进而会抑制卵巢的排卵功能，出现黄体酮减少，使雌激素相对增高，增加患乳腺增生的风险。

许多"富贵病"正困扰着越来越多的女性。高血压、高血糖这些曾经一度被认为是老年人才会得的疾病，现在已经开始年轻化。这些疾病很容易使女性出现内分泌失调，雌激素、黄体酮水平和腺体结构一定程度的紊乱，从而导致乳腺增生的发病率大大增加。这也是当前生活水平好、工作让人羡慕的女性最容易得乳腺疾病的原因。

有研究认为，如果乳房受硬的桌沿挤压近一个半小时，就能够干扰乳腺内部的正常代谢，时间长了自然会造成不良后果。所以长期伏案学习和工作的女性，要保持正确的坐姿，胸部离桌沿 10～15 厘米的距离，一定不能斜靠或趴在桌上，这样会使双乳正好处在挤压的支点上。

（三）如何预防乳腺增生

1. 愉快的心情

心情好，卵巢保持正常排卵，孕激素分泌正常，乳腺就不会因受到雌激素的单方面刺激而出现增生，已增生的乳腺也会在孕激素的作用下逐渐复原。

2. 定期检查

年龄在 16～50 岁的女性，都应定期进行乳腺普查。普查有两种方式：自查或乳腺外科检查。

自查：每月一次，可在月经干净后第二天进行。方法：站姿或躺姿。左臂上举，左手放置头枕部，用右手触摸左乳房。步骤：① 以乳头为中心，将乳房分为四个象限，右手四指伸直并拢，用手指指腹侧从乳头旁向外周轻按压并滑动，分别完成四个象限的检查，体会指腹侧有无局部性硬结或痛感，尤其注意乳房外上方 1/4 处及腋窝下的部位；② 右手指腹侧以乳头为中心轻按压，并向外周画同心圆；③ 左侧检查完后，用同样方法检查右侧。

外科检查：在医院普外科或乳腺专科进行检查。20岁～35岁的女性应 3 年进行一次；35 岁以上的女性应该 1～2 年进行一次；50 岁以上的女性应一年一次；高危人群(指有乳腺病、卵巢癌、腺体癌家族史或患病者)、有重度乳腺增生的女性，应半年检查一次，进行动态观察。

3. 减少人流次数

频繁人流可增加乳腺增生的概率。此外，频繁人流是导致乳腺癌的十大因素之一。

4. 生活规律、适当运动

平时应劳逸结合，睡眠充足，少熬夜；适当进行跑步、扩胸等可以增强胸部健美的运动。

5. 哺乳时间要充分

哺乳能使乳腺充分发育，并在孩子断奶后良好退化，不易增生。女性产后不哺乳或哺乳不足 8 个月，会造成乳汁淤积，引发乳腺疾病。

6. 切忌滥用药物

避免激素药物和美容产品的使用。

7. 佩戴合适的胸罩

最好不要佩戴过紧或是有挤压隆胸效果的胸罩，这会影响乳房的新陈代谢和淋巴回流，导致乳腺增生。

8. 经常按摩乳房

轻轻按摩乳房，可使过量的体液再回到淋巴系统。按摩时，先将肥皂液涂在乳房上，沿着乳房表面旋转手指画约硬币大小的圆。

9. 遵循"低脂高纤"饮食原则

减少摄入高能量的食品，饮食以清淡为主；多吃全麦、杂粮、豆类、绿叶蔬菜和新鲜水果类食品，少吃含反式脂肪的食物，因为其中的氢化脂肪会干扰体内必需的脂肪酸转化为亚麻油酸的能力，进而抑制催乳激素的产生；不要过多食用蜂胶、蜂王浆、花粉及一些含激素的食物，特别是处于更年期的女性，不能随便服用激素类药物来改变雌激素水平下降的现状。

日本是以低脂肪食物为主食的国家，女性患乳腺癌的比例只有美国的 10%～15%。脂肪含量高的食物一方面阻碍了雌激素的排出，同时会促进体内细菌的生长而使体内雌激素水平升高。

三、饮食营养与骨骼疾病

（一）骨骼的健康与营养

在平时的生活中，很多女性非常注重皮肤、身材、头发甚至是指甲的保养，却很少有人去想滋养自己的骨骼。

她们认为骨骼从出生一旦形成，就再也不会改变了，直到有一天骨关节开始发出咯咯吱吱的声响，就像关节炎及骨质疏松症中描述的那样，才开始重视起来。

其实骨骼就像体内其他组织一样，也会不断地更新。骨骼的新陈代谢是通过成骨细胞形成新骨，破骨细胞把旧骨分解吸收而进行的。人体在儿童期、青少年期，新骨形成超过旧骨的分解吸收，骨量迅速增长。但随着年龄的增加，骨的生长减慢，骨盐的沉积减少，骨的破坏增加，到老年时骨的破坏明显大于生长，因而出现了骨质疏松。

骨钙在特定部位或全部骨骼中的最大含量称为"峰值骨量"或"骨高峰值"。正常成人通常在 20～30 岁达到一生中的骨高峰位，这时的骨骼中无机盐即钙盐的含量最高，骨骼最结实、最强壮。骨骼中的钙含量从新生儿期的 30 克增加到成人期的 1200 克；同时，磷含量从 17 克增加到 700 克。女性自 30 岁以后骨量开始丢失，以每年 1% 的速度减少。女性绝经的前 10 年由于雌激素的减少有一个骨量快速丢失期，每年丢失 2%～5%；到了 60 岁后，丢失的骨钙可达总量的 30%（男性为 15%～20%），这种长期持久的钙失衡状态，将伴随人的后半生直到生命结束。

有 4 种营养素对骨峰值产生重要的影响，即钙、磷、蛋白质和维生素 D。此外骨骼和骨关节结缔组织的修复也需要蛋白质、维生素 C、钙、镁、磷等多种营养素。

（二）骨质流失的严重性

骨质疏松是一个世界范围内越来越严重的健康问题。

目前，我国患骨质疏松的人数超过 8000 万，到 2020 年，将超过 2 亿，其中女性所占比例超过 80％。骨质疏松不但威胁老年人特别是经绝后妇女的健康，而且已经成为严重的社会问题。

近 20 年来 4 次全国性营养调查均显示，我国居民平均钙的摄入量每天不足 500 毫克，其中重点人群更差。

骨质加剧丢失，导致骨质疏松、骨脆性增加，就容易发生骨折。如股骨、桡骨、腰椎骨骨折最为常见。严重的患者咳嗽、打喷嚏时，都能使肋骨骨折。到了 70 岁发生骨折的比例为：女性超过 30％，男性为 8％～10％。

骨质疏松会引起全身性疼痛，以颈、肩、腰、背及下肢最为常见。疼痛的表现为钝痛、酸痛、胀痛、持续隐痛。疼痛时重时轻，可突然加剧，休息后略有减轻和缓解。晨起时症状加重，活动后疼痛及不适感可减轻。严重的患者。会失去活动能力，甚至需要卧床休息。

（三）骨健康要从年轻人开始抓起

对于年轻人来说，应该把握时机，在骨成熟期（20～30 岁）尽量增加自己的骨峰值，就像有钱的时候多存钱，以备后用。现在骨峰值越高，在今后的日子里就能拿出更多的钙来弥补流失的钙，发生骨质疏松的机会也就越小。

成年人可以通过饮食、保健品的补充，使每天钙的摄入量达到推荐量标准 1000～1200 毫克。合理补钙从以下三个方面着手：其一是合理饮食，尽量多吃富含钙的食物，每天补充至少一袋奶或一杯酸奶加一个鸡蛋等。其二是提高钙的利用率，经常参加户外活动，接受紫外线的照射，促进维生素 D 的转化。饮食中要注意钙、磷和蛋白质的合理比例，最理想的钙磷比例是 1∶2，以保证钙的良好吸收。其三是适当补充钙制剂。对于无法养成每天喝奶习惯的人或通过饮食无法达到每天钙的推荐量的人，可以适量补充钙制剂，以保证钙的摄入量。另外，年轻人要远离烟酒，少喝咖啡、碳酸饮料等，确保钙的正常吸收。

（四）女性为何容易发生骨质疏松症

（1）女性骨质量、肌肉总量原本少于男性。

女性全身骨骼的总量大约比男性少 20%，这是因为女性骨骼的骨皮质较薄，骨密度较小。男女肌肉的总量比是 5∶3。男性肌肉比女性肌肉发达，肌肉不但给人以力量还能保护骨骼，而且还储存着大量人体所需的营养物质，在机体需要时，招之即来。

（2）怀孕和哺乳期需耗用大量的钙。

如果母体是胎儿所需钙的唯一来源，则每怀孕一次，母体骨骼将丢失 3% 的钙。足月妊娠期间，大约 30g 钙转移至胎儿体内。哺乳期从骨骼中动用的钙，要超过妊娠期，六个月的纯母乳喂养，约消耗母体骨骼钙的 4%～6%。

（3）男性的活动量比女性大。

年轻时男性较女性活动量大，负重能力强，形成的骨峰值高，也就是骨池中储存的钙多。

（4）更年期后雌激素分泌停止。

雌激素刺激成骨细胞的活动，而抑制破骨细胞的活动，加速骨骼的生长，促进钙盐沉积，并能促进骨骺软骨的愈合。青春期女孩较男孩生长快就是此原因。女性到了更年期，雌激素水平明显下降，会引起一系列的问题，其中包括骨质疏松。

（五）女性如何预防骨质疏松

1. 增加钙的摄入

研究资料表明，在长期的低钙饮食人群中，老年期罹患骨质疏松的比例可达79％以上，而长期摄入富钙饮食的人群中，只有1/4罹患骨质疏松。因此，我们要十分注意通过食物补钙。牛奶、海产品和绿叶蔬菜利于增加钙的摄入。目前营养学家特别推荐牛奶，每日坚持喝牛奶500ml，可大大降低骨质疏松的发生率。

研究发现，大豆中的某些成分，如大豆皂苷、大豆异黄酮等物质具有雌激素样作用，可与雌激素竞争受体，同时可避免雌激素的副作用。因此，女性经常摄入大豆及其制品可减缓骨质丢失，防止骨质疏松。

2. 充足的蛋白质摄入

医学营养学家指出，蛋白质是人体组织细胞的基本单位，对骨基质的维护极为重要，如果长期低蛋白饮食就会引起骨基质中的蛋白质合成不足，导致骨密度下降，诱发骨质疏松。所以，医学营养学家指出，要保证满足机体的蛋白质营养需要，摄入充足的食物蛋白。鸡蛋、瘦肉、牛奶、豆类和鱼虾都为高蛋白食物，应当合理搭配，保证供给。

3. 不吸烟和少饮酒

研究表明酒精和烟草中的有害物质及其毒素可致成骨细胞中毒、破坏，使得骨量降低而诱发骨质疏松。有关调查发现在罹患脊柱骨质疏松的男性患者中，近乎 80％ 具有长期大量吸烟和酗酒的历史。由此可见，我们要尽量做到不吸烟、少饮酒，即使喝酒也只是少量喝些低度酒如啤酒、葡萄酒和黄酒，且严格控制饮酒量和次数。

4. 积极参加适宜的运动锻炼

坚持运动锻炼可增强骨质的强度和骨量。而长期缺乏锻炼的人们到了老年骨量的减少相当迅速，发生严重骨质疏松甚至自发性骨折的危险远远大于经常运动锻炼的人们。因此，要从青少年时期就养成爱好运动的习惯，每周不少于 3 次，每次不低于 40 分钟，这样有助于防范骨质疏松，降低严重骨质疏松的发病率。

第四节　女大学生关注的几个健康问题

一、女性为何容易出现负性情绪

情绪是指人类和动物对客观环境刺激所表达的一种特殊的心理体验和某种固定形式的躯体行为表现，其中负性情绪有恐惧、焦虑、发怒、痛苦、悲哀等。

平时人们常说的"心眼小，爱生气"就是指女性易产生负性情绪。因此心理学界教育女性：女人别拿生气赌健康，要善于调节情绪，凡事不要期望太高。要注意改变自己的不良性格，要学会宽容，否则古怪的性格会给你带来孤独，让人失去爱、失去自信、失去事业等，退一步海阔天空，千万别拿别人的错误惩罚自己。中医学界忠告女性：当郁怒不畅时，则伤肝，肝气郁结必致月经紊乱、经前乳房胀痛甚至包块形成、食欲不振、咽中似有物梗阻。多郁不解耗伤心血，必定失眠、精神紧张、敏感、易被激怒、悲忧欲哭、疑病恐慌，甚至产生早衰、自杀倾向，易患恶性肿瘤等。皮肤美容专家提醒女性：生气等不良情绪可消耗皮肤所需的营养，使皮肤灰暗和缺乏弹性，令女人变丑，烦恼时皱眉和肌肉紧张会加速皱纹产生，让女人变老。

女性为何容易出现负性情绪反应？从生理学角度分析：情绪反应主要通过自主神经系统和内分泌系统活动的改变而引起。女性与男性的下丘脑-腺垂体-性腺系统不同，情绪反应涉及的性激素种类不同。当女性情绪出现波动时，性激素分泌紊乱，引起月经失调和性周期紊乱。反过来，激素分泌的紊乱，又可引起情绪的相应波动。比如：青春期女孩子由于性腺轴功能不稳定，情绪极易波动，甚至出现暴力倾向；女性月经来潮前敏感、情绪易波动、烦躁、易怒；生育期女性的卵巢如果经手术摘除，或因患严重盆腔炎导致卵巢功能受损，雌、孕激素分泌失调，会出现类似更年期女性的消极或负性情绪，发生产后抑郁症等等。女性与男性相比，女性一生要经历经（月经）、带（妇科病患）、胎（怀孕）、产（产子）等过程，下丘脑

-腺垂体-性腺系统所接受的客观环境刺激远比男性多且复杂，使女性易额外增加负性情绪的反应。此外许多客观环境刺激如升学、就业、聘岗、晋升、业绩考核、婚姻家庭、子女教育、老人赡养等，常常构成对女性的不良刺激，使女性表现出比男性较多的负性情绪。

人体自主神经系统、内分泌系统、生殖系统是极其复杂的，与负性情绪的关系更是微妙和深奥。我们无法回避自身生理特质和诸多客观事实，但可以知己知彼采用积极的态度和方式最大限度地减轻、减少负性情绪，让我们的人生精彩和美丽。

以下几点有助于女性减轻负性情绪：

（1）合理安排学习和生活，坚持体育锻炼，忌超负荷工作。

不注意休息和体育锻炼，中枢神经系统持续处于紧张状态会引起心理过激反应，久而久之可导致交感神经兴奋增强，内分泌功能紊乱，产生各种身心疾病。

（2）学会自我心理调节。

生活中的烦恼在所难免，心情不好时尽量想办法宣泄或转移，如找好友聊天，一吐为快，或阅读书籍，或做瑜伽，或去操场慢跑让脑啡肽分泌增多，或饱览大好河山，使心胸开阔，热爱生活。

（3）忌盲目减肥。

减肥茶、减肥餐、节食、强消耗性体能运动等各种各样的减肥措施，可以使体重减轻，但会严重干扰内分泌系统，甚至导致闭经、免疫力下降、神经性厌食、抑郁症等。

（4）忌浓妆艳抹。

化妆品以化学成分居多，含汞、铅及大量的防腐剂，不仅刺激皮肤，其中的粉状颗粒物还会阻塞毛孔，阻滞皮肤的呼吸功能，而且经皮肤吸收进入血液，伤害女性生殖腺体，干扰性激素的分泌，引发情绪的不稳定。

（5）忌饮浓茶和过量饮用咖啡。

茶和咖啡可消除疲劳、醒脑提神，提高学习和工作效率等。但过量的茶碱以及咖啡因对神经系统的兴奋作用将通过女性下丘脑-腺垂体-性腺系统影响女性血液中的激素水平，不仅对情绪有影响，而且干扰女性生殖健康。

（6）忌抽烟解闷。

烟草对女性健康的危害尤为严重。据统计：吸烟女性的心脏病发病率比正常人高出 10 倍，使绝经期提前 1 至 3 年；孕妇吸烟所产生畸形儿的风险是不吸烟者的 2.5 倍；青年女性吸烟会抑制面部血液循环，加速容颜衰老。

（7）忌借酒消愁。

大量酒精进入人体，首先是神经系统受损，通过女性下丘脑-腺垂体-性腺系统导致内分泌系统功能紊乱，内脏器官功能失调，对女性的情绪干扰和身体伤害非常大。

（8）借助营养知识，合理调整饮食。

让全面的营养来疏肝解郁、安神养血、调节女性神经及内分泌系统功能，增加女性对不良刺激的耐受性，改善女性生殖周期中出现的负性情绪反应。

二、关于美容的问答与误区

（1）我认为自己不漂亮。

答：错。世界上最漂亮的面容不是哪个女明星的而恰恰是你自己的。你的面容之所以美丽，是因为它是独一无二的，它表现出你极其丰富的内涵和鲜明的个性，展示着你的想象力和创造力以及夺目的光彩。

（2）什么因素影响女性容颜？

答：年青女性皮肤之所以光润秀美，是因为年青女性下丘脑-腺垂体-卵巢轴功能正处旺盛阶段。卵巢及其他内分泌腺分泌的多种激素对皮肤具有重要的支持、滋养作用。比如：正常分泌量的雌、孕、雄激素及肾上腺皮质激素等，均可使肌肤紧致、富有弹性、细腻光滑润泽。此外有这些激素的存在，肌肤容易从气血充足、健康的机体中吸收能营养皮肤的物质。因此，凡干扰破坏卵巢及其他内分泌腺功能的因素，如不良情绪（愤怒、恐惧、悲伤、痛苦）、妇科病变（累及卵巢功能）、体质虚弱、营养不良等，均可致颜面晦暗、萎黄、色斑形成，痤疮皮疹出现，皮肤老化松弛、皱纹早现。

（3）担心随着年龄增长会变老、变丑。

答：错。不要忘记尽管你的年龄在增长，但你不会失去对美的追求。年龄逐渐会给你的面容平添沧桑，但同时也把更多的活力和成熟赋予你的面庞。记住一句名言：世界上没有丑陋的老女人，只有因放弃保养、丢掉修养、不注意修饰、失去健康而显不出美丽的女人。

（4）美丽容颜来自美容产品。

答：中医认为美容之本在于养气荣血。养气，才能驱内脏机能之衰；荣血，方可旺人体代谢之弱。养气荣血，则气血充，百脉畅，皮毛荣，容颜永驻。所以，女大学生应该从自身健康和均衡营养方面追求容颜之美，切忌盲目选择和消费美容产品。

三、影响乳房健美的因素和纠正的措施

正常情况下，女孩子 9～10 岁时乳头开始长大；10～11 岁时乳腺增生，形成乳核有触痛；12～13 岁时乳腺导管与皮下脂肪日趋增加，乳房逐渐隆起并富有弹性，显示出球形曲线。此后，乳房丰满形态的保持就取决于该女性的卵巢功能、下丘脑-腺垂体-性腺系统功能及肾上腺皮质激素的正常与否。

影响乳房健美的因素有：

（1）下丘脑-腺垂体-性腺系统功能低下、卵巢发育不良，乳房小而平坦。

（2）频繁人流、严重妇科炎症、持续精神紧张、卵巢切除等，导致乳房塌陷、松弛。

（3）营养不良或过度减肥。

乳房组织以脂肪居多，脂肪含量的多少，决定乳房丰满和富有弹性的程度。年青女性追求苗条时尚而盲目地减肥，大量限制饮食，结果造成营养不良、消瘦、乳房萎

缩，甚至早衰，更年期提前。

（4）姿势不良。

乳房位于脊柱的前方和胸肋外侧，凡驼背、双肩前窝或高低不平、颈部前倾、腰伸不直的女性，乳房和胸部很难得到充分发育。纠正措施：① 走路昂首挺胸，站立保持两肩舒展，腰背挺直；② 常做挺乳塑形运动，如游泳、双臂屈伸拉胸运动、仰卧双手哑铃平伸上举运动、双手扶椅背含胸挺胸交替运动等。

（5）长期内衣、乳罩不合适。

女性佩带乳罩不仅能塑造体形美，更重要的是可以保护、提托乳房，防止因运动而引起乳房下垂。然而大小不合适、过紧或过松、质量低廉的内衣、乳罩，特别是带有不合适钢托的乳罩，反而会影响乳房局部的血液循环，可造成乳房胀痛或包块形成，甚至挤压乳房变形。纠正措施：① 正在发育的女孩子不束胸，衣服应宽大舒适；② 16～18岁发育接近成人后选用合适的乳罩；③ 睡觉时必须松开乳罩。

（6）乳房手术后造成缺损或疤痕。

乳腺增生、乳腺癌手术治疗或局部肿块切除造成乳房表面凹凸不平，甚至瘢痕牵拉导致畸形。所以女性应学习并掌握预防乳腺癌的知识，保护乳房和生命。

第二章

营养学基础知识

第一节　人体健康的概念

　　健康实在宝贵，事实上只有健康值得一个人耗费时间、力气、财富去获取。因为要是没有健康，生活对我们来说就会变得使人厌倦，令人痛苦；没有健康，欢乐、智慧、学问和美德就会凋谢、衰亡。

——[法国]米歇尔·德·蒙田

一、现代健康的含义

　　多数人认为能吃、能睡就意味着健康，不得病、不上医院就意味着健康。世界卫生组织（WHO）在 1946 年成立时，在其宪章中对健康的含义做了科学的界定："健康乃是一种在身体上、心理上和社会适应能力方面的完好状态，而不仅仅是没有疾病和虚弱的状态。"就是说健康这一概念的基本内涵应包括生理健康、心理健康和社会适应能力三个方面的内容。只有这三方面都达到健康，且协调统一，才是现代健康较为完整的科学概念。

生理健康、心理健康和社会适应能力这三者既是独立的，又是统一的。社会适应性取决于生理和心理的健康状况，心理健康是生理健康的精神支柱，良好的心理状态可使生理功能处于最佳状态，反之则会降低或破坏某种功能而引起疾病。生理健康又是心理健康的物质基础。当身体状况发生改变时，又可能带来相应的心理问题，如生理上的缺陷、疾病，特别是痼疾，往往会使人产生烦恼、焦躁、忧虑、抑郁等不良情绪，而导致各种不正常的心理状态。所以，三者协调统一的健康，才是健康的完满状态。

世界卫生组织提出衡量健康的十条标准：

（1）精力充沛，能从容不迫地担负生活和工作的压力而不感到过分紧张与疲劳；

（2）处事乐观，态度积极，乐于承担责任，事无大小，不挑剔；

（3）应变能力强，能适应环境的各种变化；

（4）善于休息，睡眠良好；

（5）能够抵抗一般性感冒和传染病；

（6）体重适当，身材均称，站立时头、肩、臂位置协调；

（7）眼睛明亮，反应敏锐，眼睑不易发炎；

（8）牙齿清洁，无龋齿、无痛感，齿龈颜色正常、无出血；

(9) 头发有光泽，无头屑；

(10) 肌肉、皮肤有弹性，走路形态轻松。

其实，这十条健康标准，进一步细化了世界卫生组织关于健康的定义，从心理到精神状态，从适应能力到身体形态，无不说明了健康不仅仅意味着没有疼痛和紧张情绪，它还是一种生活上的喜悦。

二、当今大学生营养健康状况

绝大多数的大学生认为：自己身体处在一生中最好的时期，患上疾病的可能性远小于老年人和妇女，但现实并非如此。

2010 年，由教育部、国家体育总局、卫生部、国家民族事务委员会、科学技术部、财政部共同组织，进行了自 1985 年以来的第 6 次全国多民族大规模的学生体质与健康调研，涉及 31 个省、自治区、直辖市，27 个民族，995 所学校。测试项目包括身体形态、生理机能、身体素质、健康状况等 4 个方面的 24 项指标。调查结果显示，大学生身体素质呈现缓慢下降的趋势；视力不良检出率为 80%，其中男生为 77.8%、女生为 82%，并呈现出继续上升的趋势；肥胖和超重检出率继续增加，城市男生、女生分别为 13.33%、5.64%，龋齿患病率出现反弹，城市男生、女生龋齿患病率分别为 55.84% 和 57.48%。

一份《大学生健康现状调查》的报告显示，当今大学生普遍营养不良。平时坚持吃早餐的学生仅占被调查者的 44.8％，而双休日坚持吃早餐的则更少，仅为 29.3％；27.6％的学生晚餐随便吃，毫不注重荤素搭配，甚至以小吃零食代之；经常喝奶的学生仅占 15.5％；根据"中国居民膳食营养素参考摄入量"，男女生维生素 A、硫胺素、核黄素、钙、热量、蛋白质摄入量均不足；大部分学生热衷于路边小摊食品、油炸食品等高糖高脂食品，而忽略了对蔬菜、水果、奶制品的摄取；挑食、盲目节食及不按时就餐等不良饮食行为高达 60％以上；对营养知识缺乏了解，85.4％的学生并不知道什么是《中国居民膳食指南》，日常饮食以口味为主，不注意食物的营养价值。

2012 年 4 月，我们分别对培华 2010 级财会女子班和医学女子班进行了饮食与健康问卷调查。其中问项有：平时注意饮食搭配吗、你坚持吃早餐吗、坚持每天喝牛奶吗、每天吃水果吗等近 20 项。调查结果显示，能每天注意营养搭配的同学占 56％，能坚持吃早餐的同学占 53％，能坚持每天喝牛奶的同学占 18％，能每天吃一次水果的同学占 27％。其中，财会女子班的调查结果分别是 60％、77％、27％、43％，医学女子班的调查结果分别是 53％、33％、11％、13.4％，两个班比较，财会女子班调查结果明显好于医学女子班。

一份《大学生有关疾病调查》的报告显示，目前，大学生最易得的疾病是上呼吸道感染，占被调查人员的77.8％。其次是近视 75.6％、胃病 51.7％、龋齿 26.03％和足癣 14.7％。

以上情况用一位专家的话来概括："我国大学生的健康令人堪忧,更可怕的是他们处于亚健康却不担心"。

小贴士:2013 年 3 月 7 日新华社记者张展鹏所做的《钟南山:我国青少年体质现在很糟糕》的报道指出:青少年体质是我国教育现在最大的问题,对此钟南山非常担心。超重和肥胖在孩子里占 13%,因偏食导致的营养不良占 38%,近视更不得了,小学就有 31%。钟南山说:"有些年轻人引体向上都做不了,我还能引体向上20 个。"

三、什么是亚健康

世界卫生组织(WHO)认为:亚健康状态是健康与疾病之间的临界状态,此状态下,虽然各种仪器的检验结果为阴性,但人体有各种各样的不适感觉。

也就是说,亚健康在身体上、心理上没有疾病,但主观上却有许多不适的症状表现和心理体验。如在身体方面可能出现倦怠乏力、难眠多梦、口苦咽干、容易感冒、胸闷憋气、心悸气短、胁腹胀满、食欲不振、自汗盗汗、畏寒怕热、大便干燥、肌肉酸楚、关节疼痛或性机能减退等。在心理方面可能出现情绪低落、精神萎靡、沮丧郁闷、多疑嫉妒、恐惧焦虑、自责回避、孤独空虚、心烦意乱、躁动不安、偏激固执、记忆力减退、反应欠敏捷或轻率做决定等。在社交方面可能出现人际关系紧张、工作能力下降、喜爱抱怨、不爱参加娱乐及社交活动等。

亚健康主要表现在以下 10 个方面：

- 精神紧张，焦虑不安；
- 记忆闭塞，熟人忘名；
- 精力下降，动作迟缓；
- 头脑昏涨，不易复原；
- 腰酸背痛，此安彼起；
- 味觉不灵，食欲不振；
- 便稀便秘，腹部饱胀；
- 胸痛胸闷，心区压感；
- 心悸心慌，心律不齐；
- 不易入眠，多梦易醒。

亚健康是新的医学理论，也是社会发展、科学进步与人类生活水平提高的产物，它与现代社会人们的不健康生活方式，以及所承受的社会压力不断增大有直接关系。

四、影响健康的因素

世界卫生组织的调查报告显示：健康＝15％遗传因素＋10％社会因素＋8％医疗条件＋7％气候条件＋60％自我健康生活方式。以此看来，影响健康的因素除了遗传、社会环境、医疗等因素外，主要取决于自我生活方式。

健康的生活方式是指：饮食合理，运动适量，情绪稳定，睡眠充足，戒烟限酒。分析这五项基本要素，运动、情绪、睡眠、戒烟限酒对身体生长、发育、代谢平衡来说，都是外在的因素，它们不能在体内产生营养物质，但可以影响营养素在体内的消化、吸收和利用。而起决定因素的是饮食，它提供给身体必需的营养食物。

我们知道，人的生命是通过一日三餐将外界的物质（食物）与身体进行交换来维持的。据粗略统计，人的一生要吃将近 100 吨的食物，包括水和饮料。这些食物在通过我们身体的同时，消化系统和肠道要不断地从这些食物中筛选维持生命必需的营养物质，还要不断地通过神经系统去辨别和中和随食物而入的一些毒素、细菌和病毒，这是人体在进化过程中形成的一个无比复杂的反应体系。如果我们能够懂得一些营养知识，利用专家们多年研究的成果和膳食建议，针对自己的现状，确定应该吃哪些食物，应该尽量避免吃哪些食物，恰到好处地给自己的身体提供全面的营养，这样不但可以为自己的日常活动提供充足的能量，而且不会让我们的机体过度损耗和污染，保护身体不受诸多慢性病的侵扰，实现健康生活、幸福一生的美好愿望。一句话，营养是决定你的身体是否会受到伤害的关键。

第二节　营养的基本概念

我们生命的存在，心跳、呼吸、思考、睡眠，胎儿在母体中成长，稚嫩幼女长成窈窕淑女，成年人保持健康体魄和旺盛的精力，老年人努力延长寿命，等等，这一切都离不开营养。

一、什么是营养

营养是指机体通过摄取食物，经过体内消化、吸收、代谢，利用食物中各种营养物质，达到构建机体组织器官、满足生理功能和体力活动需要的生物学过程。

二、什么是营养素

食物中含有的维持人体正常生理功能、促进生长发育和健康的化学物质称为营养素，如牛奶中的钙，鸡蛋中的蛋白质，柑橘中的维生素 C 等。

根据化学性质和生理功能，营养素可分为蛋白质、脂类、碳水化合物、矿物质、维生素、膳食纤维和水七大类。各类营养素均具有独特的功能，但在代谢过程中又密切联系。

三、人体必需的营养素

为了满足人体的生理功能，机体需要成千上万种营养物质。其中，一些营养物质可以通过体内合成，而有些营养物质是无法合成的，必须从身体外界和食物中摄取，我们把这类营养素称为"必需营养素"，见表 2-2-1。

表 2-2-1　40 多种人体必需的营养素

脂肪	氨基酸	维生素	矿物质	其他
亚油酸	亮氨酸	A（视黄醇）	钙	碳水化合物
亚麻酸	赖氨酸	B1（硫胺素）	磷	膳食纤维
	异亮氨酸	B2（核黄素）	钾	水
	苏氨酸	B3（烟酸）	钠	光
	色氨酸	B5（泛酸）	镁	氧气
	蛋氨酸	B6（吡哆醇）	硫	
	缬氨酸	B12（氰钴维生素）	氯	
	苯丙氨酸	叶酸	铁	
	组氨酸	维生素 H	锌	
		胆碱	碘	
		C	硒	
		D	铜	
		E	铬	
		K	钼	
			钴	
			氟	
			硅	

必需营养素包括两种脂肪酸：亚油酸和亚麻酸；9 种氨基酸：异亮氨酸、亮氨酸、赖氨酸、蛋氨酸、苯丙氨酸、苏氨酸、色氨酸、缬氨酸和组氨酸；十多种矿物质：钾、钠、钙、镁、硫、磷、氯、铁、碘、锌、硒、铜、铬、钼、钴、氟和硅等；14 种维生素：维生素 A、维生素 D、维生素 E、维生素 K、维生素 B1、维生素 B2、维生素 B6、维生素 C、烟酸、泛酸、叶酸、维生素 B12、胆碱和维生素 H；碳水化合物及水等共计 40 余种。

四、营养物质在机体中的分布

成年人体内营养物质组成如表2-2-2所示。

表2-2-2 成年人体内营养物质组成表(％)

器官组织	占体重比例	水	蛋白质	脂肪	碳水化合物	矿物质
肌肉	40(35)	70	22	7	微量	1.0
骨骼	20(16)	23	20	25	微量	26
血液	8	79	20	<1	微量	微量
皮肤	6	57	27	14	微量	0.6
神经	3	75	12	12	微量	微量
肝脏	2.5	71	22	3	变动	1.4
心脏	0.5	63	17	16	微量	0.6
脂肪	18(28)	23	6	72	微量	微量
人体	100	59	18	18	微量	4

注：表中括弧内的数字表示女性较男性有较大差异的数字。

第三节 营养素的消化、吸收和代谢

我们每天吃大量的食物，这些食物含有人体需要的各种营养素，如大米里的碳水化合物，牛肉里的蛋白质和脂肪，虾皮中的钙，猪肝里的维生素A，柑橘中的维生素C等。这么多的食物，并不是只要入口，营养素就会被我们的机体利用，而是要经过比较复杂的消化、吸收和代谢过程。

一、食物的消化

人体摄入的食物，必须在消化道内被加工处理分解成小分子物质后才能进入体内，这个过程称为消化。如蛋白质、脂肪、碳水化合物，必须在消化道的作用下，被分解成小颗粒和小分子的氨基酸、脂肪酸、葡萄糖，才能被人体利用，而维生素和矿物质虽然不是大分子物质，但也需要在消化系统中接受一些刺激才更易于被利用。

消化道由口腔、咽、食道、胃、小肠及大肠组成。食物进入口腔，经牙齿的咀嚼将大块食物变成小块，舌将食物与唾液混合并向咽喉部推进；食物经过咽喉部位，通过30厘米的食道，经贲门进入胃并在胃中逗留2～5小时；在胃蠕动的作用下食物与胃液充分混合，随着胃的内压增加，食糜以最适合小肠消化和吸收的速度通过幽门、十二指肠向小肠排放；食物在小肠受胰液、胆汁及小肠液的化学性消化，绝大部分营养成分将在长约3米的小肠中吸收，未被消化的食物残渣，由小肠进入大肠；长度达1.5米左右的大肠，主要作用是吸收水分，使小肠送来的黏稠状的内容物变成原来1/4左右的容量，并为这些食物残渣提供临时储存场所。

二、食物的吸收

食物经消化后，其中所含营养素所形成的小分子物质通过消化道进入血液或淋巴液，通过循环分配到全身各处，这个过程称为吸收。

吸收食物的主要部位是小肠。小肠内壁上布满了环状皱褶、绒毛和微绒毛。这些环状皱褶、绒毛和微绒毛的放大作用，使小肠的吸收面积可达 200 平方米，这一特点是小肠成为主要吸收场所的原因。

第四节 能 量

新陈代谢是一切生命活动的基本特征。人体在生命活动过程中不断从外界环境中摄取食物，从中获得人体必需的营养物质，其中碳水化合物、脂类和蛋白质被称为三大营养素。三大营养素经消化转变成可吸收的小分子物质被吸收入血液。这些小分子物质一方面经过合成代谢构成机体组成成分或更新衰老的组织；另一方面经过分解代谢释放出所蕴藏的化学能，这些化学能经过转化便成为生命活动过程中各种能量的来源。

一、能量来源

人体在生命活动过程中都需要能量，如物质代谢的合成和分解反应、心脏跳动、肌肉收缩、腺体分泌等。这些能量来源于食物。我们已经知道生物的能量来源于太阳的辐射能。植物借助叶绿素的功能吸收利用太阳辐射能，通过光合作用将二氧化碳和水合成碳水化合物；植物还可以吸收利用太阳辐射能合成脂类和蛋白质。而动物在食用植物时，实际上是从植物中间接吸收利用太阳辐射能。人类则是通过摄取动、植物性食物获得所需的能量。动、植物性食物中所含的营养素可分为六大类：碳水化合物、脂类、蛋白质、矿物质、维生素和膳食纤维，如果加上水,则为七大类。其中,碳水化合物、脂类和蛋白质经体内代谢可释放能量。三者统称为"产能营养素"或能源物质。

食物中的营养素在消化道内并非 100% 被吸收。一般混合膳食中碳水化合物的吸收率为 98%,脂肪为 95%,蛋白质为 92%。所以,三种产能营养素在体内氧化后实际产生的能量为:

1 克碳水化合物:17.15 千焦 $\times 98\% = 16.81$ 千焦(4.0 千卡);

1 克脂肪:39.54 千焦 $\times 95\% = 37.56$ 千焦(9.0 千卡);

1 克蛋白质:18.2 千焦 $\times 92\% = 16.74$ 千焦(4.0 千卡)。

二、能量消耗

能量从一种形式转化为另一种形式的过程中,其能量值既不增加也不减少。这是所有形式的能量互相转化的一般规律,即能量守恒定律。机体的能量代谢也遵循这一普遍规律,即在整个能量转化过程中,机体所利用的蕴藏于食物中的化学能与最终转化成的能量和所做的外功,按能量折算是完全相等的。也就是说,机体的能量需要与消耗是一致的。在理想的平衡状态下,个体的能量需要量等于其消耗量。成年人的能量消耗主要用于维持基础代谢、体力活动和食物生热效应;孕妇还包括子宫、乳房、胎盘、胎儿的生长及体脂储备;乳母则需要合成乳汁;儿童、青少年则应包括生长发育的能量需要;创伤病人康复期间也需要能量。

第三章

营养素及其功能

第一节　蛋　白　质

一、蛋白质的生理功能

（一）构成和修复组织

蛋白质是构成机体组织、器官的重要成分。除水分外，蛋白质约占细胞内物质的 80%。身体的生长发育可视为蛋白质不断积累的过程，蛋白质对生长发育期的儿童尤为重要。人体内各种组织细胞的蛋白质始终在不断更新。例如，人血浆蛋白质的半寿期约为 10 天，肝中大部分蛋白质的半寿期为 1~8 天，某些蛋白质的半寿期很短，只有数秒钟。所以，只有摄入足够的蛋白质方能维持组织的更新。身体受伤后也需要蛋白质作为修复材料。

（二）调节生理功能

机体生命活动之所以能够有条不紊地进行，有赖于多种生理活性物质的调节，蛋白质是其中最重要的成分。如核蛋白构成细胞核并影响细胞功能；酶蛋白具有促进食物消化、吸收和利用的作用；免疫蛋白具有维持机体免疫功能的作用；收缩蛋白，如肌球蛋白具有调节肌肉收缩的功能；血液中的脂蛋白、运铁蛋白、视黄醇结合蛋白具有运送营养素的作用；血红蛋白具有携带、运送氧的功能；白蛋白具有调节渗透压、维持体液平衡的功能；由蛋白质或蛋白质衍生物构成的某些激素，如垂体激素、甲状腺素、胰岛素及肾上腺素等等都是机体的重要调节物质。

（三）供给能量

蛋白质在体内降解成氨基酸后，经脱氨基作用生成的酮酸，可以直接或间接经三羧酸循环氧化分解，同时释放能量，是人体能量来源之一。但是，蛋白质的这种功能可以由碳水化合物、脂肪所代替。因此，供给能量是蛋白质的次要功能。

二、必需氨基酸的概念

蛋白质是由 20 多种氨基酸构成的。20 多种氨基酸中有一部分可以在体内合成，其余的则不能合成或合成速度不够快。不能合成或合成速度不够快的氨基酸，必须由食物供给，故称为必需氨基酸；能在体内合成的则称为非必需氨基酸。非必需氨基酸并非体内不需要，只是可在体内合成，食物中缺少了也无妨。氨基酸除了必需与非必需氨基酸之外还有第三类氨基酸，即"条件必需氨基酸"。迄今已知的人体必需氨基酸有 9 种。人体的氨基酸见表 3-1-1。

表 3－1－1　人体的氨基酸

必需氨基酸	非必需氨基酸	条件必需氨基酸
异亮氨酸	天门冬氨酸	半胱氨酸
亮氨酸	门冬酰胺	酪氨酸
赖氨酸	谷氨酸	
蛋氨酸	谷氨酰胺	
苯丙氨酸	甘氨酸	
苏氨酸	脯氨酸	
色氨酸	丝氨酸	
缬氨酸	精氨酸	
组氨酸	胱氨酸	
	丙氨酸	

三、蛋白质的营养价值及互补作用

（一）蛋白质的营养价值

食物蛋白质由于氨基酸组成的差别，营养价值不完全相同。一般来说动物蛋白质的营养价值优于植物蛋白质。凡蛋白质中必需氨基酸构成比例与人体所需的必需氨基酸比例接近的食物，其必需氨基酸在体内的利用率就高，反之则低。例如，动物蛋白质中的蛋、奶、肉等以及大豆蛋白质属于前者，它们所含的必需氨基酸在体内的利用率就较高，因此被称为优质蛋白质。其中鸡蛋蛋白质的必需氨基酸构成比例与人体蛋白质必需氨基酸构成比例最为接近，在比较食物蛋白质营养价值时常作为参考蛋白质。食物蛋白质中一种或几种必需氨基酸含量相对较低，导致其他必需氨基酸在体内不能被充分利用而使蛋白质营养价值降低，这些含量相对较低的氨基酸称为限制氨基酸。即由于这些氨基酸的不足，限制了其他氨基酸的利用。植物蛋白质中，赖氨酸、蛋氨酸、苏氨酸和色氨酸含量相对较低，所以营养价值也相对较低。

（二）蛋白质的互补作用

两种或两种以上食物蛋白质混合食用，其中所含有的必需氨基酸取长补短，相互补充，达到较好的比例，从而提高蛋白质利用率的作用，称为蛋白质互补作用。例如，玉米、小米和大豆单独食用时，其生物价分别为 60、57 和 64，如果按 23％、25％和 52％的比例混合食用，生物价可提高到 73；如将玉米、面粉和干豆混合食用，蛋白质的生物价也会提高。这是因为玉米、面粉、小米和大米蛋白质中色氨酸含量较低，蛋氨酸相对较高；而大豆中的蛋白质恰恰相反，混合食用时赖氨酸和蛋氨酸两者可以相互补充。若在植物性食物的基础上再添加少量动物性食物，蛋白质的生物价还会提高，如面粉、小米、大豆和牛肉单独食用时，其蛋白质的生物价分别为 67、57、64 和 76，若按 39％、13％、22％和 26％的比例混合食用，其蛋白质的生物价可提高到 89。可见，动、植物性食物的混合食用比单纯植物性食物之间的混合效果还要好。

为了充分发挥食物蛋白质的互补作用，在调配膳食时，应遵循三个原则：① 食物的生物学种属愈远愈好，如动物性和植物性食物之间的混合比单纯植物性食物之间的混合要好；② 搭配的种类愈多愈好；③ 食用时间愈近愈好，同时食用最好。这是因为单个氨基酸在血液中的停留时间约为 4 小时，然后到达组织器官，再合成组织器官的蛋白质，而这些氨基酸必须同时到达才能发挥互补作用。

我国地域辽阔，饮食习惯差异较大，但都在不同程度上遵循上述的营养互补原则。如新疆的羊肉抓饭、陕北的钱钱饭、关中腊八饭、陕南的菜豆腐稀饭、南方的烧卖等。

四、蛋白质不足对人体的影响

（一）水肿型营养不良

水肿型营养不良与摄入蛋白质质量差且量不足有关，多见于 4 个月～5 岁的小儿。轻者仅有下肢水肿，重者全身水肿。常伴有腹泻、突发性感染、生长迟缓、表情冷漠、情绪不好及虚弱无力等症状。

（二）干瘦型营养不良

由能量摄入严重不足所导致。主要表现为发育迟缓、消瘦无力、贫血、无水肿、抵抗力低下、容易感染其他疾病而死亡。

（三）蛋白质摄入不足

会引起生长发育缓慢，免疫力低下，消化道、皮肤、头发、指甲等疾病。

五、蛋白质的食物来源

蛋白质的食物来源可分为植物性和动物性两大类。植物性食物中，谷类含蛋白质 10％左右，蛋白质含量虽不算高，但由于是人们的主食，所以仍然是膳食蛋白质的主要来源；豆类含有丰富的蛋白质，特别是大豆含蛋白质高达 36％～40％，氨基酸组成也比较合理，在体内的利用率较高，是植物性食物中非常好的蛋白质来源；蛋类含蛋白质 11％～14％，是优质蛋白质的重要来源；奶类（牛奶）一般含蛋白质 3.0％～3.5％，是婴幼儿蛋白质的最佳来源；肉类包括禽、畜和鱼的新鲜肌肉含蛋白质 15％～22％，其营养价值优于植物蛋白质，是人体蛋白质的重要来源。

为改善膳食蛋白质质量，在膳食中应保证有一定数量的优质蛋白质。动物性食物中通常含有较多无用的饱和脂肪，而植物性食物中，通常含有更多对身体有益的合成碳水化合物，且酸性弱于动物性食物。所以，每日三餐中动物蛋白质的摄入量应占膳食蛋白质总量的 30％～50％。常见食物中的蛋白质含量见表 3－1－2。

表 3－1－2　常见食物中的蛋白质含量（每 100 克食物）表

名称	含量	名称	含量	名称	含量	名称	含量
大米	7 克	豆腐皮	50 克	兔肉	21 克	对虾	21 克
面粉	9 克	豆腐	7.4 克	鸡肉	21 克	人乳	1.5 克
燕麦	16 克	白菜	2 克	猪肉	9.5 克	牛乳	3.3 克
黄豆	36 克	茄子	2.3 克	猪皮	26 克	鸡蛋	15 克
绿豆	24 克	苹果	0.4 克	牛肉	20 克		
蚕豆	28 克	花生	27 克	鲤鱼	7 克		
莲子	16.6 克	核桃	15.4 克	海参（干）	76 克		

如表 3 - 1 - 2 所示，人乳、牛乳和鸡蛋中的蛋白质含量较低，但它们所含的必需氨基酸量基本上与人体相符，所以营养价值较高，是膳食中最好的食品。

六、蛋白质与女性的健康

（一）蛋白质是人体健康的保镖

在人体内有一种噬菌细胞（白细胞），它与抗体一样不断地保护着我们的身体。当身体受到细菌侵蚀的时候，它们就会立即动员起来，包围病菌，直到将它们全部歼灭。这些具有重要价值的细胞就是由蛋白质形成的，而且在食物中只有高质量的优质蛋白质才能产生足够的噬菌细胞。

（二）蛋白质让女性更挺拔

健壮的肌肉能够使身体保持笔直。当肌肉无法吸收到自我修复需要的营养时，它就失去了弹性，人的体态就会变得难看而不够挺拔。如果某位母亲经常喊"把身子挺直了"的时候，就要考虑自己是否给孩子提供了充足的蛋白质。

（三）蛋白质不足导致便秘

当蛋白质供应不足时，胃肠的肌肉壁和肌肉韧带变得松弛，进入大肠的食物滋生数以百万计的腐败细菌，形成肠胃胀气，松弛的肠胃肌肉因为不能正常排泄废弃物就会引起便秘。如果服用泻药，导致未被消化的蛋白质强行被排出体外，松弛的肠胃进一步恶化，会继续加重便秘。

（四）蛋白质不足影响头发的健康

头发和指甲都是由蛋白质构成的。当它们出现失去弹性，容易断裂或易脱落的情况时，如果我们能及时补充上所需营养，头发可在数周之内重新获得健康的发质，指甲断裂或脱落的状况就能得到改善。

（五）蛋白质不足产生低血压

如果整天感到疲劳，即使睡觉也无法改善并且加重，且总是易怒而行动迟缓，就可能是患了低血压。只要补充足够的蛋白质，这种状况一般在三周内就能恢复正常。

第二节 脂 类

营养学上重要的脂类主要有甘油三酯、磷脂和固醇类物质。食物中的脂类 95％是甘油三酯，5％是其他脂类。人体贮存的脂类中甘油三酯高达 99％。通常人们所说的脂肪包括脂和油，常温情况下呈固体状态的称为"脂"；呈液体状态的称为"油"。脂和油都是由碳、氢、氧三种元素组成的，它们先组成甘油和脂肪酸，再由甘油和脂肪酸组成甘油三酯，也称"中性脂肪"。脂肪酸可分为饱和脂肪酸、单不饱和脂肪酸、多不饱和脂肪酸（n－6 和 n－3 系列）、中链脂肪酸和反式脂肪酸 5 大类，它们作为甘油三酯的一部分，除了具备油脂的基本功能外，在人体营养和生理中的性能更为重要。日常食用的动、植物油就是脂肪。类脂是与脂和油很类似的物质，种类很多，主要有卵磷脂、神经磷脂、胆固醇和脂蛋白等。

一、脂肪的生理功能

（一）供给能量

一般来说合理膳食的总能量有 20%～30% 是由脂肪提供的。脂肪的首要作用是为身体提供热能，1 克脂肪在体内氧化可产能 37.56 千焦，相当于 9 千卡的能量，是蛋白质和碳水化合物所能提供的热量的 2 倍。

（二）构成身体成分

脂肪是构建每一个身体细胞所必需的物质。要保持神经系统和大脑的正常运转，需要更多的脂肪或与脂肪类似的物质。肾上腺皮质和性器官所分泌的激素都是由某些特殊的脂肪合成的。

（三）构成机体生物膜

细胞膜、内质网膜、核膜、神经鞘膜及红细胞膜是机体主要的生物膜。脂类，特别是磷脂和胆固醇，是所有生物膜的重要组成成分。如果生物膜按重量计，一般含蛋白质 20%，含磷脂 50%～70%，含胆固醇 20%～30%。

（四）保护器官的作用

正常人按体重计算含脂类约 14%～19%，胖人约含 32%，过胖人可高达 60% 左右。绝大部分脂类是以甘油三酯形式储存于脂肪组织内的。脂肪组织所含的脂肪细胞多分布于腹腔、皮下和肌纤维间。皮下脂肪因含不饱和脂肪酸较多，故熔点低而流动度大，有利于在较冷的体表温度下仍能保持液态，从而进行各种代谢。机体深处储脂的熔点较高，常处于半固体状态，有利于保护内脏器官，防止体温丧失。

（五）供给必需脂肪酸

必需脂肪酸与细胞的结构和功能密切相关，还与机体合成前列腺素及胆固醇代谢密切相关。必需脂肪酸缺乏会引起多种疾病。

（六）其他功能

脂肪可提供脂溶性维生素并促进脂溶性维生素的吸收；节约蛋白质供能消耗；增加膳食的美味和增加饱腹感；构成或参与构成某些内分泌激素。

女性月经初潮的发生和月经的维持有赖于22%的机体脂肪，若运动使肌肉／脂肪比率增加或总体脂肪减少可导致月经异常。

小贴士：脂肪会刺激胆囊正常工作。摄入一定数量的脂肪可以刺激人体内胆汁、脂肪消化酶和脂肪酶的分泌。只有当脂肪进入肠道后，胆囊才能很好地被清空。没有脂肪，胆囊不会释放其储备的胆汁，胆囊这种不正常的工作方式是导致胆结石的一个原因。没有脂肪，就没有胆汁进入肠道，肠道内的脂溶性维生素 A、D、E、K 就无法进入血液，导致身体缺乏这些维生素。

二、脂肪酸及其功能

脂肪酸在有充足氧供给的情况下，可氧化分解为二氧化碳和水，释放大量能量，因此脂肪酸是机体主要的能量来源之一。肝和肌肉是进行脂肪酸氧化最活跃的组织。

（一）必需脂肪酸

人体除了从食物中获得脂肪酸外，还能自身合成多种脂肪酸，包括饱和脂肪酸、单不饱和脂肪酸和多不饱和脂肪酸。有些脂肪酸是人体不能自身合成，而植物能合成的，如亚油酸(linoleic acid，C18∶2，n-6)和 α-亚麻酸(linolenic acid，C18∶3，n-3)，因此称为"必需脂肪酸"。花生四烯酸(AAC 20∶4，n-6)是由亚油酸衍生而来的，但在合成数量不足时，也必须由食物供给，故花生四烯酸也曾被称为必需脂肪酸。

1. 必需脂肪酸的功能

必需脂肪酸是大脑、神经系统、免疫系统、心血管系统、皮肤以及头发必不可少的营养成分，可提高健康的血液脂肪水平，防止血液凝块，避免眼部因年龄所致的黄斑病变，还能降低血压等。

2. 必需脂肪酸缺乏的表现

必需脂肪酸缺乏，可引起生长迟缓、生殖障碍、皮肤受损(常见现象就是皮肤干燥，或出现皮疹等)。另外，还可引起肝脏、肾脏、神经和视觉等多种疾病。

3. 必需脂肪酸的供给量

通过研究得出，膳食亚油酸占膳食能量的 3%～5%，亚麻酸占 0.5%～1%时，可使大脑组织中 DHA 达到最高水平，避免产生任何明显的缺乏症。

（二）单不饱和脂肪酸

生活在地中海地区的一些国家的居民，其冠心病发病率和血胆固醇水平都远低于欧美国家，但其每日摄入的脂肪量很高，供热比高达40％。究其原因，主要是该地区居民以橄榄油为主要食用油脂，而橄榄油富含单不饱和脂肪酸，由此引起了人们对单不饱和脂肪酸的重视。食用油脂中所含单不饱和脂肪酸主要为油酸（C18：1），茶油和橄榄油中油酸含量达80％以上，棕榈油中含量也较高，约占40％以上。

根据许多研究报道，单不饱和脂肪酸降低血胆固醇、甘油三酯和低密度脂蛋白胆固醇（LDL－C）的作用与多不饱和脂肪酸相近。同时单不饱和脂肪酸不具有多不饱和脂肪酸潜在的不良作用，如促进机体脂质过氧化、促进化学致癌作用和抑制机体的免疫功能等。所以在膳食中，以单不饱和脂肪酸取代部分饱和脂肪酸具有重要意义。

（三）多不饱和脂肪酸

多不饱和脂肪酸是人体必需脂肪酸亚油酸和亚麻酸的重要来源。多不饱和脂肪酸对人体健康虽然有诸多益处，但易产生脂质过氧化反应，生成自由基和活性氧等物质，对细胞和组织可造成一定的损伤；此外，n－3多不饱和脂肪酸还有抑制免疫功能的作用。因此在考虑脂肪需要量时，必须同时考虑饱和脂肪酸、单不饱和脂肪酸和多不饱和脂肪酸三者间的合适比例。

（四）反式脂肪酸

又称反式脂肪或逆态脂肪酸，不是天然产物。1902年由德国化学家威廉·诺曼利用油脂氢化过程，将液态植物油改变为固态，由此产生了反式脂肪酸。这种油脂只能为身体提供热量，它们不会变质，但无益于身体健康。如人造黄油、起酥油、代可可脂等。人体摄入这些食物后，其中的反式脂肪酸或被氧化掉，或掺和到结构脂类中去。近期有报道，反式脂肪酸摄入量过多时可使血浆LDL-C上升，HDL-C下降，增加了冠心病的危险性。流行病学研究指出，反式脂肪给心血管疾病带来的危害是相同质量饱和脂肪的 2 倍。

在面包、饼干、蛋糕、汤圆、炸鸡、炸薯条、方便面、所有的奶酪制品和沙拉酱中均有反式脂肪的存在；奶油糖果、奶茶、奶昔、热巧克力、冰激凌和在咖啡伴侣中的植脂末都是反式脂肪的再现。欧美国家已经开始对氢化油封杀、叫停，我国也已开始予以关注。

（五）脂肪酸的平衡

几乎所有含脂肪的食物中都含有饱和、单不饱和和多不饱和脂肪。牛油中饱和脂肪的含量较高，多不饱和脂肪的含量很低。橄榄油中单不饱和脂肪的含量很高。葵花子油中多不饱和脂肪含量很高。多数营养机构认为在膳食中，饱和脂肪不应超过总量的 1/3（更精确地说是 1/4），不饱和脂肪应占总量的 2/3，其中多不饱和脂肪不应少于 1/3，通过最佳饮食，可以实现这三种脂肪的平衡，即我们常说的 1∶1∶1 的概念。

　　小贴士：每天食用一汤勺磨碎的植物种子粉，如芝麻、葵花籽和亚麻籽粉，来补充身体所需的必需脂肪酸。

三、磷脂及胆固醇

（一）磷脂

　　磷脂不仅是生物膜的重要组成成分，而且对脂肪的吸收和运转以及脂肪酸特别是不饱和脂肪酸的储存起着重要作用。

　　人体除自身能合成一部分磷脂外，每天从食物中也可以得到一定量的磷脂。富含磷脂的食物有蛋黄、瘦肉、脑、肝、肾等动物内脏，其中蛋黄含卵磷脂最多，高达 9.4%。除动物性食物外，植物性食物以大豆的磷脂含量最为丰富，可达 1.5%～3%。其他植物种子如向日葵子、亚麻籽、芝麻籽等也含有一定量的磷脂。大豆磷脂在保护细胞膜、延缓衰老、降血脂、防治脂肪肝等方面具有良好效果。当食物中缺乏必需脂肪酸、胆碱、维生素 B6 和蛋氨酸等营养素时，肝脏对卵磷脂的合成受到影响，而甘油三酯的合成增加，从而形成脂肪肝。

　　小贴士：必需脂肪酸是合成磷脂的必要成分，磷脂又是胆固醇的克星。在大量进食胆固醇的情况下，由于胆固醇竞争性地与必需脂肪酸结合成胆固醇酯，从而影响了磷脂的合成，是诱发脂肪肝的原因之一。

（二）胆固醇

　　胆固醇属脂类，在健康成年人体中，约有 140 克～

150克。它是机体内许多重要物质的原料，如细胞膜、雌性激素、雄性激素、肾上腺皮质激素、胆汁，也是许多生物膜的重要组成成分，所以说它是生命必不可少的成分。

不能被机体利用的胆固醇就变成了"坏胆固醇"，它会留在血液中附着在血管壁上，血管就会变得凹凸不平，又厚又硬，导致血液流动不畅，这种状态成为动脉硬化。此时，身体就会发出各种不适的信号，呼吸不畅、手脚麻木、肩膀酸困、眩晕耳鸣、头重健忘等，继续发展下去就会发生心绞痛、心肌梗死、脑梗死等严重疾病。

机体中胆固醇需要量和消耗量的平衡很重要。人体每天约可合成胆固醇1～1.2克，每天需从膳食中摄入约300～500毫克的外源性胆固醇。一个中等鸡蛋（三个鹌鹑蛋）含胆固醇约300毫克，可以基本满足一个成人一天的需要量。如果患有高血脂，每天的胆固醇摄入量应不超过200毫克。常见食物中的胆固醇含量如表3-2-1所示。

表3-2-1 常见食物中的胆固醇含量(mg/100g)

食物名称	胆固醇	食物名称	胆固醇	食物名称	胆固醇	食物名称	胆固醇
牛肉（瘦）	58	猪舌	158	鸭肫	153	鲳鱼子	1070
牛肉（肥）	133	猪小排	146	炸鸡	198	鳝鱼	126
羊肝	349	基围虾	181	酸奶	15	带鱼	76
羊脑	2004	猪耳	92	豆奶粉	90	墨鱼	226
羊肉（瘦）	60	鸡	106	鹌鹑蛋	515	蟹黄（鲜）	466
羊肉（肥）	148	鸡翅	113	鸡蛋	585		
羊肉串（烤）	109	鸡肝	356	鸡蛋黄	2850		
猪肝	288	鸡腿	162	鸭蛋（咸）	1576		
猪脑	2571	鸭	112	鳊鱼	94		
猪肉（肥瘦）	80	烤鸭	91	鲳鱼	77		

小贴士：很多人可能对鹅肝有误解，认为吃鹅肝会高血脂、高胆固醇。其实不然，鹅肝有"世界绿色食品之王"的美誉，能降低胆固醇、降低血脂、软化血管、延缓衰老。并且，它是一道法国传统的名菜，称其为贵族食品一点也不夸张。如果做一个类比的话，鹅肝的珍贵程度等同于我们中餐的鱼翅、海参。

四、脂肪的摄入量及来源

中国营养学会推荐成人每日脂肪摄入量占总能量的20%～30%。世界卫生组织提出的最高限是不超过总能量的30%。中国居民膳食宝塔建议成人每日摄入油脂25克。中国成人膳食脂肪适宜摄入量如表3-2-2所示。

表 3-2-2　中国成人膳食脂肪适宜摄入量(AI)

(脂肪能量占总能量的百分比%)

脂肪名称	脂肪	SFA	MUFA	PUFA	n-6∶n-3	胆固醇(mg)
成人摄入量	20～30	<10	10	10	4～6∶1	<300

注：SFA 饱和脂肪酸，MUFA 单饱和脂肪酸，PUFA 多饱和脂肪酸，n-6 亚油酸，n-3 亚麻酸

五、脂肪的食物来源及含量

除食用油脂含约 100%的脂肪外，含脂肪丰富的食品还有动物性食物和坚果类。动物性食物中畜肉类含脂肪最丰富，且多为饱和脂肪酸。猪肉含脂肪量在 30%～90%之间，仅腿肉和瘦猪肉脂肪含量在 10%左右；牛、羊肉含脂肪量比猪肉低很多，如牛肉(瘦)脂肪含量仅为 2%～5%，

羊肉（瘦）多数为 2％～4％。一般动物内脏除大肠外含脂肪量皆较低，但蛋白质的含量较高。禽肉一般含脂肪量较低，多数在 10％以下，但北京烤鸭和肉鸡例外，其含量分别为38.4％和35.4％。鱼类脂肪含量基本在 10％以下，多数在5％左右，且其脂肪含不饱和脂肪酸多，所以老年人宜多吃鱼少吃肉。蛋类中蛋黄含脂肪量高，约为 30％，但全蛋仅为 10％左右，其组成以单不饱和脂肪酸居多。

除动物性食物外，植物性食物中坚果类（如花生、核桃、瓜子、榛子、葵花子等）含脂肪量较高，最高可达 50％以上，不过其脂肪组成多以亚油酸为主，所以是不饱和脂肪酸的重要来源。食物中的脂肪含量如表 3-2-3 所示。

表 3-2-3　食物中的脂肪含量(g/100g)

食物名称	脂肪含量	食物名称	脂肪含量	食物名称	脂肪含量
猪肉(脖子)	60.5	牛肝	3.9	大马哈鱼	8.6
猪肉(肥)	90.4	羊肉(瘦)	3.9	大黄鱼	2.5
猪肉(肥瘦)	37.0	羊肉(肥瘦)	14.1	海鳗	5.0
猪肉(后臀尖)	30.8	羊肉(冻，山羊)	24.5	鲤鱼	4.1
猪肉(后蹄膀)	28.0	鹌鹑	9.4	鸡蛋	11.1
猪肉(里脊)	7.9	鸡	2.3	鸡蛋黄	28.2
猪肉(肋条肉)	59.0	鸡翅	11.8	鸭蛋	18.0
猪肉(奶脯)	35.3	鸡腿	13.0	核桃	58.8
猪肉(瘦)	6.2	鸭	19.7	花生(炒)	48.0
猪蹄爪尖	20.0	鸭(北京填鸭)	41.3	葵花子(炒)	52.8
猪肝	3.5	鲅鱼	3.1	南瓜子仁	48.1
猪大肠	18.7	鳊鱼	6.3	松子(炒)	58.5
牛肉(瘦)	2.3	草鱼	5.2	西瓜子仁	45.9
牛肉(肥瘦)	13.4	带鱼	4.9		

第三节　碳水化合物

一、碳水化合物的分类

碳水化合物可分为糖、寡糖和多糖三类，具体分类见表 3-3-1。

表 3-3-1　碳水化合物分类

糖	单糖	葡萄糖、半乳糖、果糖
	双糖	蔗糖、乳糖、麦芽糖、海藻糖
	糖醇	山梨醇、甘露糖醇
寡糖	异麦芽低聚寡糖	麦芽糊精
	其他寡糖	棉子糖、水苏糖、低聚果糖
多糖	淀粉	直链淀粉、支链淀粉、变性淀粉
	非淀粉多糖	纤维素、半纤维素、果胶、亲水物质

碳水化合物也可分为简单碳水化合物和复杂碳水化合物。简单碳水化合物包括牛奶中的乳糖、水果中的果糖，也包括食品中添加的各种精糖。白糖、红糖、麦芽糖、葡萄糖、蜂蜜、果汁以及各种甜品，都是快速释放能量的糖类，会引起血糖指数快速上升。如果这时身体不需要这些能量，就会储存起来，最终形成脂肪。复杂碳水化合物包括谷类、豆类、蔬菜和坚果。这些自然形成的碳水化合物，含有更多的维生素、矿物质和膳食纤维，在体内要经过消化和分解的过程，将各种糖分转换成葡萄糖后被身

体利用，这样既保持了血糖的平衡又延长了能量释放的时间，使精力充沛且持久。

二、碳水化合物的生理功能

（一）供给和储存能量

碳水化合物是人类获取能量的最经济和最主要的来源。每克葡萄糖在体内氧化可以产生 16.7 千焦（4 千卡）的能量。在维持人体健康所需要的能量中，55％～65％由碳水化合物提供。糖原是肌肉和肝脏碳水化合物的储存形式，肝脏约储存机体内 1/3 的糖原。一旦机体需要，肝脏中的糖原即分解为葡萄糖以提供能量。碳水化合物在体内释放能量较快，供能也快，是神经系统和心肌的主要能源，也是肌肉活动时的主要燃料，所以，它对维持神经系统和心脏的正常供能，增强耐力，提高工作效率都有重要意义。

（二）构成组织及重要生命物质

碳水化合物是构成机体组织的重要物质，并参与细胞的组成和多种活动。每个细胞都有碳水化合物，其含量约为 2％～10％，主要以糖脂、糖蛋白和蛋白多糖的形式存在。核糖核酸和脱氧核糖核酸两种重要生命物质均含有 D-核糖，即 5 碳醛糖；一些具有重要生理功能的物质，如抗体、酶和激素的组成，也需碳水化合物参与。

（三）节约蛋白质的作用

机体需要的能量，主要由碳水化合物提供，当膳食中碳水化合物供应不足时，机体为了满足自身对葡萄糖的需要，则通过糖原异生作用动用蛋白质以产生葡萄糖，供给能量；而当摄入足够量的碳水化合物时则能预防体内或膳食蛋白质消耗，不需要动用蛋白质来供能，即碳水化合物具有节约蛋白质的作用。

（四）抗生酮作用

酮体是脂肪酸分解代谢过程中的产物，仅在肝内形成，它包括 β-羟丁酸、乙酰乙酸和丙酮，正常成人 24 小时尿内含量很少，用一般方法无法检出。当膳食中碳水化合物供应不足时，体内脂肪或食物脂肪被动员并加速分解为脂肪酸来供应能量。这一代谢过程中产生过多的酮体，酮体不能及时被氧化而在体内蓄积，以致产生酮症酸中毒。膳食中充足的碳水化合物可以防止上述现象的发生，这被称为碳水化合物的抗生酮作用。

（五）解毒作用

碳水化合物经代谢生成的葡萄糖醛酸，是体内一种重要的结合解毒剂，在肝脏中能与许多有害物质如细菌毒素、酒精、砷等结合，以消除或减轻这些物质的毒性或生物活性，从而起到解毒作用。给酒精中毒患者静脉注射葡萄糖溶液就是此道理。

（六）增强肠道功能

非淀粉多糖类如纤维素和果胶、抗性淀粉、功能性低聚糖等抗消化的碳水化合物，虽不能在小肠被消化吸收，但可以刺激肠道蠕动，增加了结肠内的发酵。发酵产生的短链脂肪酸和肠道菌群增殖有助于正常消化和增加排便量。

第四节 维 生 素

维生素是维持人体正常生命活动所必需的一类有机化合物。在人体内其含量极微，但在机体的代谢、生长发育等过程中起重要作用。

维生素可根据其溶解性分为脂溶性维生素和水溶性维生素。维生素 A、D、E、K 为脂溶性维生素，B 族维生素和维生素 C 为水溶性维生素。

不溶于水而溶于脂肪的维生素为脂溶性维生素。当脂溶性维生素进入机体后，通常伴随脂肪在小肠被吸收，随血液循环到达全身各处，发挥它们的功效。水溶性维生素吸收更迅速，如 B 族维生素和维生素 C，它们大多数在小肠黏膜中和水一起被吸收到血液，通过血液循环至全身细胞组织，发挥各自功能。因其很容易流失，所以，要经常从膳食中补充，否则，很快会出现缺乏症状。

水溶性维生素在体内储存量较少，多余的主要从尿液和汗液排出，几乎无毒性。但摄入剂量过大（非生理）时，会干扰其他营养素的代谢。脂溶性维生素在体内的肝脏和脂肪组织中能够储存一部分，多余的主要从粪便排出，但过量摄入可导致蓄积性中毒。为此，必须遵循合理原则，不宜盲目加大剂量。

一、维生素 A

维生素 A 的化学名称是视黄醇，也称抗干眼维生素，它是最早被发现的维生素。维生素 A 有两种。一种是维生素 A 醇，是最初的维生素 A 形态，只存在于动物性食物中；另一种是胡萝卜素，在体内转变为维生素 A 的预成物质，可从植物性及动物性食物中摄取。胡萝卜素中最具有维生素 A 生物活性的是 β-胡萝卜素，在人类肠道中的吸收利用率低，大约为维生素 A 的六分之一，其他胡萝卜素的吸收率更低。

维生素 A 属脂溶性维生素，在高温和碱性环境中比较稳定，在一般烹调和加工过程中不致被破坏。但是维生素 A 极易氧化，特别在高温条件下，紫外线照射可以加快这种氧化破坏。因此，维生素 A 或含有维生素 A 的食物应避光在低温下保存，如能在保存的容器中充氮以隔绝氧气，则保存效果更好。食物中如含有磷脂、维生素 E、维生素 C 和其他抗氧化剂时，其中的视黄醇和胡萝卜素较为稳定。食物中共存的脂肪酸败时可致其严重破坏。维生素 A 在体内主要储存于肝脏中，约占总量的 90%～95%，少量储存于脂肪组织。

（一）维生素 A 的生理功能

（1）维持皮肤黏膜层的完整性。

维生素 A 对上皮细胞的细胞膜起稳定作用，维持上皮细胞的形态完整和功能健全。因此，维生素 A 缺乏的初期会出现上皮组织的干燥，继而使正常的柱状上皮细胞转变为角状的复层鳞状上皮，形成过度角化变性和腺体分泌减少，累及全身上皮组织。最早受影响的是眼睛的结膜和角膜，表现为结膜或角膜干燥、软化甚至穿孔，以及泪腺分泌减少。皮肤的改变则表现为毛囊角化，皮脂腺、汗腺萎缩。消化道受影响表现为舌味蕾上皮角化，肠道黏膜分泌减少，食欲减退等。呼吸道黏膜上皮萎缩、干燥，纤毛减少，抗病能力减退。消化道和呼吸道感染性疾病的危险性提高，且感染常迁延不愈。泌尿和生殖系统的上皮细胞也同样改变，影响其功能。

（2）构成视觉细胞内的感光物质。

眼睛视网膜上的感光物质视紫红质，是由维生素 A 和视蛋白组成的，具有使人在弱光下看清物体的作用。如果维生素 A 缺乏，视紫红质合成不足，对弱光敏感度降低，表现为暗适应时间延长，导致视力低下和夜盲症（故称雀目）。

（3）促进生长发育和维护生殖功能。

维生素 A 参与细胞的核糖核酸（RNA）、脱氧核糖核酸（DNA）的合成，对细胞的分化、组织更新有一定影响。维生素 A 参与软骨内成骨，缺乏时长骨形成和牙齿发育均受影响。维生素 A 缺乏时还会导致男性睾丸萎缩，精子数量减少、活力下降，也可影响胎盘发育。

（4）维持和促进免疫功能。

维生素 A 对基因的调控可以提高免疫细胞产生抗体

的能力，也可以促进细胞免疫的功能，以及促进 T 淋巴细胞产生某些淋巴因子。

（5）抗氧化剂作用及防癌、抗癌。

维生素 A 和 β-胡萝卜素能捕捉自由基，是在体内起重要作用的抗氧化剂。近年来研究证明，维生素 A 与视黄醇类物质能抑制肿瘤细胞的生长与分化而起到防癌、抗癌的作用。此外，维生素 A 还有助于抗疲劳、延缓衰老和促进长寿。

（二）维生素 A 缺乏症

当维生素 A 缺乏时，上皮细胞分泌黏液的能力下降，出现黏液组织病变，眼部、呼吸道、消化道、尿道、子宫等上皮组织表现尤为明显，出现机体抵抗微生物侵袭的能力下降，而容易感染疾病。由于上皮组织的不完整，身体任何部位堆积的死亡细胞都会形成囊肿。

维生素 A 缺乏症有：夜盲症，干眼症，皮肤干燥等。

小贴士：不要忽视皮肤的感觉。少量缺乏维生素 A 而导致眼部不适，可能是我们最先感觉到的。其实，皮肤上的一些变化比眼部症状要出现得更早，但有时被我们忽略了。当维生素 A 缺乏时，皮下组织细胞将死亡、脱落。这些死亡的细胞阻塞了毛囊和毛孔，使皮脂腺无法分泌油脂到达皮肤表面，皮肤将变得灰暗干燥而粗糙。

（三）维生素 A 的食物来源

食物中维生素 A 和胡萝卜素的含量见表 3-4-1。

表 3 - 4 - 1　食物中维生素 A 和胡萝卜素的含量表
（微克/100 克食物）

食物中含维生素 A（微克）		植物中胡萝卜素含量（微克）			
猪肝	4972	西兰花	7210	生菜	1790
鸡肝	10414	胡萝卜	4010	油菜	620
鸡蛋	310	菠菜	2920	芒果	8050
牛奶	24	苋菜	2110	橘子	1660

　　小贴士：长期伏案阅读、操作电脑、看电视的人、矿工、电焊工、摄影师、滑雪爱好者、生活在沙漠和海滩的人对维生素 A 的需求量要远远超出一般人。他们容易出现视觉困难和维生素 A 缺乏症的症状，所以，在他们的饮食中要添加富含维生素 A 的食物。

二、维生素 D（抗佝偻病维生素）

　　维生素 D 是类固醇衍生物，种类至少有 10 种，以维生素 D2（麦角骨化醇）和维生素 D3（胆钙化醇）对人类最为重要。维生素 D2 是由紫外线照射植物中的麦角固醇产生的，但在自然界的存量很少。维生素 D3 则由人体表皮和真皮内含有的 7 - 脱氢胆固醇经日光中紫外线照射转变而成的。维生素 D2 和维生素 D3 对人体的作用和作用机制完全相同，本文中把它们统称为维生素 D。

　　维生素 D 溶于脂肪溶剂，对热、碱较稳定，对光及酸不稳定。所以，酸败的油脂可破坏维生素 D。

（一）维生素 D 的生理功能、缺乏症及过量

维生素 D 的最主要功能是调节体内钙、磷的正常代谢，促进钙、磷的吸收和利用；维持儿童和成人的骨质生长和骨骼钙化，促进牙齿正常发育和健康。

婴幼儿维生素 D 缺乏可引起维生素 D 缺乏病，以钙、磷代谢障碍和骨样组织钙化障碍为特征，严重者会出现骨骼畸形，如方头、鸡胸、漏斗胸、"O"型腿和"x"型腿等。成人维生素 D 缺乏会使成熟骨矿化不全，表现为骨质软化症。妊娠和哺乳期妇女及老年人特别容易发生，常见症状是骨痛、肌无力，活动时加剧，严重时骨骼脱钙引起骨质疏松，发生自发性或多发性骨折。

一般认为膳食来源的维生素 D 不会引起中毒，但摄入过量维生素 D 补充剂或强化维生素 D 的奶制品，有发生维生素 D 过量和中毒的可能。

（二）维生素 D 的来源

维生素 D 有两个来源，一为外源性，依靠食物来源；另一为内源性，通过阳光（紫外线）照射由人体皮肤产生。

1. 食物来源

无论是维生素 D2 或维生素 D3，在天然食物中存在并不广泛，植物性食物如蘑菇、蕈类中含有维生素 D2，动物性食物中则含有维生素 D3，以鱼肝和鱼油含量最为丰富，其次在鸡蛋、乳牛肉、黄油和咸水鱼如鲱鱼、鲑鱼和沙丁鱼中含量相对较高，牛乳和人乳的维生素 D 含量较低（牛乳为 41 IU/100g），蔬菜、谷物和水果中几乎不含维生素 D。

2. 内源性来源

人体的表皮和真皮内含有 7 - 脱氢胆固醇，经阳光或紫外线照射后形成前维生素 D3，然后再转变为维生素 D3，产生量的多少与季节、纬度、紫外线强度、年龄、暴露皮肤的面积和时间长短有关。有报道称健康个体全身在阳光中晒到最轻的皮肤发红时，维生素 D 在血液循环中的浓度和摄入 $250 \sim 625 \ \mu g$ 的维生素 D 时相等。

按照我国婴儿衣着习惯，仅暴露面部和前手臂，每天户外活动 2 小时即可维持血中 25 -(OH)D3 在正常范围内，可以预防维生素 D 缺乏病的发生。儿童和年轻人每周 $2 \sim 3$ 次的短时户外活动，这样接触阳光就能满足维生素 D 的需要。老年人皮肤产生维生素 D 的能力较低，衣服又常常穿得较多，接触阳光照射较少，使维生素 D3 的产生减少，加上老年人易有乳糖不耐受，奶制品摄入少，维生素 D 的来源往往较少。有报道称在冬末时约 80％的老人处于维生素 D 缺乏边缘，因此，应鼓励老年人在春、夏、秋季的早晨或下午多接触阳光，使维生素 D 满足身体需要。

三、维生素 E

（一）维生素 E 的生理功能

1. 抗氧化作用

维生素 E 是抗氧化系统中非常重要的抗氧化剂，能清除体内的自由基并阻断其引发的链反应，防止生物膜和脂蛋白中多不饱和脂肪酸、细胞骨架及其他蛋白质的巯基受自由基和氧化剂的攻击。

维生素 E 与维生素 C、β-胡萝卜素有抗氧化的协同互补作用。硒与维生素 E 也有相互配合进行协同的抗氧化作用。

2. 抗动脉粥样硬化

维生素 E 有抑制血小板在血管表面凝集和保护血管内皮的作用，因而被认为有预防动脉粥样硬化和心血管疾病的作用。

3. 维持正常的免疫功能

维生素 E 对 T 淋巴细胞的功能具有重要的保护作用。

4. 对胚胎发育和生殖的作用

维生素 E 还有增强生育能力的作用。妇女妊娠期间，维生素 E 的需要量随妊娠月份增加而增加；当妊娠异常时，其相应妊娠月份时的血浆 α-生育酚浓度比正常孕妇低。因此孕妇可以补充小剂量(50 mg/d)的维生素 E。

5. 对神经系统和骨骼肌的保护作用

维生素 E 有保护神经系统、骨骼肌、视网膜免受氧化损伤的作用。人体神经肌肉系统的正常发育和视网膜的功能维持需要充足的维生素 E。维生素 E 在防止线粒体和神经系统的轴突膜受自由基损伤方面是必需的。

（二）维生素 E 缺乏症

当人体缺乏维生素 E 时，容易疲倦、淤血、伤口愈合缓慢、静脉曲张、肌肉失去韧性、性欲低下以及不能生育。

早产儿出生时血浆和组织中维生素 E 水平很低，而且消化器官不成熟，多有维生素 E 的吸收障碍，往往容易出现溶血性贫血，肌内注射维生素 E 可以改善症状。

在心脏病、冠心病、静脉炎、中风、胰腺纤维症患者的身体组织中含有大量的蜡样色素，中老年人和绝经期的女性手背和脸上出现的褐色斑点，专家认为也是维生素 E 缺乏所致。

（三）维生素 E 的摄入量

人体在不同生理时期对维生素 E 的需要量不同。妊娠期间维生素 E 需要量增加，以满足胎儿生长发育的需要。维生素 E 可通过乳汁分泌，成熟母乳中维生素 E 含量在 4 mg/L 左右，因此乳母应增加摄入量，以弥补乳汁中的丢失。对婴儿来说，推荐的维生素 E 摄入量是以母乳的提供量为基础的（大约 2 mg/d）。从人体衰老与氧自由基损伤的角度考虑，老年人增加维生素 E 的摄入量是有必要的。

维生素 E 的需要量受许多膳食因素的影响。随着不饱和脂肪酸（PUFA）在体内含量的增加，需要大量的维生素 E 防止其氧化。铜、锌、镁、维生素 B2 的缺乏也可增加维生素 E 需要量。饮酒和使用阿司匹林等药物时对维生素 E 的需求增高。硒有节约维生素 E 的作用，增加硒的摄入量可减少维生素 E 的需要量。

中国营养学会在 2000 年中国居民膳食营养素参考摄入量中制订了各年龄组维生素 E 的适宜摄入量（AI），成年男女为 14 mgα - TE/d，可耐受最高摄入量（UL）为 800 mgα - TE/d。

　　维生素 E 补充剂在餐后服用，有助于吸收。

　　（四）维生素 E 的食物来源

　　维生素 E 只能在植物中合成。植物的叶子和其他绿色部分均含有维生素 E。绿色植物中的维生素 E 含量高于黄色植物。最佳来源（每 100 克含）：未精炼的玉米油（83 毫克）、向日葵籽（52.6 毫克）、花生（11.8 毫克）、芝麻籽（22.7 毫克）、麦胚（27.5 毫克）、蚕豆、豌豆、甘薯等。

四、B 族维生素

　　由于 B 族维生素在体内、体外都容易流失，加上食物中含量有限，咖啡、茶、酒、碱等因素影响其吸收，如果没有经过缜密的计划与控制，要想从饮食中获得充足的 B 族维生素是很难的，这也是普遍人群都缺乏 B 族维生素的原因。

　　B 族维生素是一个大家族，它们都是一个完整的复合体。彼此相互影响才能发挥作用，而且，它们大多数共同存在于同一食物中，如果缺乏，一般不会只缺乏其中某一种，而是会缺乏多种。

　　B 族维生素一览表见表 3 - 4 - 2。

表 3 - 4 - 2　B 族维生素一览表

营养成分	缺乏症	成人日需要量	主要来源
维生素 B1 硫胺素	脚气病、胃肠道功能障碍	1.2 mg	谷物外皮及胚芽酵母豆类
维生素 B2 核黄素	舌炎、唇炎和口角炎，皮脂溢出性皮炎	1.8 mg	肝、鱼、蛋黄、乳制品、黄豆、绿叶蔬菜
维生素 PP 烟酸、烟酰胺、尼克酸	癞皮病	19.8 mg	谷类、花生、酵母、肉
维生素 B6 吡哆醇类	中枢神经障碍、皮炎、贫血(低血色素)	1.6 mg	谷类、豆类、酵母、肝、蛋黄
维生素 B12 钴胺素	巨幼红细胞性贫血	2 微克	肝、肉、鱼、腐乳等
维生素 B11 叶酸	巨幼细胞贫血、胎儿发育及神经管畸形	0.2 mg	肝、酵母、绿叶蔬菜
泛酸、胆碱、生物素	人类未发现典型缺乏症		广泛存在于各种食物中

（一）维生素 B1(硫胺素)

维生素 B1 又称硫胺素，也称抗脚气病因子、抗神经炎因子等，是维生素中最早被发现的一种。

1. 维生素 B1 的生理功能

构成辅酶，维持体内正常代谢；抑制胆碱酯酶的活性，促进胃肠蠕动；维持正常的末梢神经功能，治疗脚气病。此外，维生素 B1 对保持肌肉弹性、维持正常食欲有一定的功效。

2. 维生素 B1 缺乏症

当你总是觉得容易疲劳、腿脚酸痛、胃部疼痛、没有食欲时，很可能是维生素 B1 摄取不足了。当你出现精神紧张、协调性变差、健忘、集中力变差、胃肠功能障碍、心脏扩大、脉搏跳动缓慢、肝功能及肾功能低下时，你已经得了维生素 B1 缺乏症。

3. 影响维生素 B1 吸收的因素

妨碍维生素 B1 吸收的因素有：抗生素、咖啡、茶、酒精、压力、碱性制剂如发酵粉、二氧化硫（防腐剂）等。

4. 维生素 B1 的食物来源

维生素 B1 广泛存在于天然食物中，但含量随食物种类而异，且受收获、贮存、烹调、加工等条件影响。最为丰富的来源是葵花子仁、花生、大豆粉、瘦猪肉、全粒谷物；其次为粗粮、小麦粉、小米、玉米、大米等谷类食物。

由于现代生活中粮食加工过于精细，谷物中的维生素 B1 损失了 80%，烹饪过程中过度清洗、高温、加碱几乎使维生素 B1 全部损失。所以我们应掌握它怕水、怕碱、怕热的特性，在食物烹饪时尽可能选择能保留更多营养素的方式。

（二）维生素 B2

维生素 B2 又称核黄素。

1. 维生素 B2 的生理功能

维生素 B2 帮助蛋白质合成、帮助脂肪燃烧、促进碳水化合物转换成热能；参与药物代谢，提高机体对环境的应激适应能力；并具有保护皮肤及黏膜正常的功能，是修复和维护身体内部及外部皮肤健康必需的营养物质；对头发、指甲和眼睛的健康也很重要。

2. 维生素 B2 缺乏症

人体如果 3～4 个月不摄取维生素 B2，就可出现单纯维生素 B2 缺乏，表现为：上皮损害、脂溢性皮炎、轻度的弥漫性上皮角化并伴有脂溢性脱发和神经紊乱。最为明显的症状发生在眼睛、嘴巴、皮肤、肛门等部位：眼睛畏光、充血、有异物感；舌头周边红肿疼痛；嘴唇嘴角干裂、口腔发炎；阴部和肛门附近会溃烂发痒。此外，严重的维生素 B2 缺乏可引起免疫功能低下和胎儿畸形。

3. 维生素 B2 的食物来源

维生素 B2 广泛存在于奶类、蛋类、猪牛的肝脏、鳗鱼、海苔、香菇、裙带菜、谷类、蔬菜和水果等食物中。粮谷类的维生素 B2 主要分布在谷皮和胚芽中，碾磨加工可丢失一部分。如精白米中维生素 B2 的存留率只有 11%，小麦标准粉中维生素 B2 的存留率只有 35%。因此，谷类加工不宜过于精细。绿叶蔬菜中维生素 B2 含量较其他蔬菜高。

不喜欢吃肉类、乳制品的人，因疾病限食的人（如胃溃疡和糖尿病），承受过多压力的人，每日维生素 B2 的摄取量会出现不足。

（三）烟酸（尼克酸）

烟酸又名维生素 PP、尼克酸、抗癞皮病因子。

1. 烟酸的生理功能

烟酸是能量制造、大脑活动、皮肤健康所必需的营养物质。可以帮助平衡血糖水平并降低胆固醇浓度。还可以用于炎症和消化疾病的治疗。

2. 烟酸缺乏症

烟酸缺乏可引起癞皮病。初期主要表现为体重减轻、疲劳乏力、记忆力差和失眠等。如不及时治疗，则可出现皮炎、腹泻和痴呆。由于此三系统症状的英文名词的开头字母均为"D"字，故又称为癞皮病"3D"症状。

3. 烟酸的食物来源

烟酸广泛存在于动植物食物中。肝脏及酵母中最为丰富，鱼类、家禽、花生及大豆中也含有大量的烟酸，牛奶和乳酪中含量也不少，一般情况下不用担心烟酸供应的问题。

但在以玉米为主食的人群中，烟酸为结合型不易被人体吸收。如果在玉米加工时用碱处理，可将结合型的烟酸水解成为游离型的烟酸，易被机体利用，可以预防癞皮病的发生。

（四）维生素 B6

1. 维生素 B6 的生理功能

① 参与代谢。维生素 B6 以其活性形式 PLP（磷酸吡哆醛）作为氨基酸代谢中需要的 100 多种酶的辅酶，除参与神经递质、糖原、神经鞘磷脂、血红素、类固醇和核酸的代谢外，还参与所有氨基酸的代谢。

② 免疫功能。通过对年轻人和老年人的研究，维生素 B6 的营养状况对免疫反应有不同的影响。给老年人补充足够的维生素 B6，有利于淋巴细胞的增殖。

③ 维持神经系统功能。许多需要 PLP 参与的酶促反应均使神经递质水平升高。

2. 维生素 B6 缺乏症

维生素 B6 缺乏的典型临床症状是脂溢性皮炎、小细胞性贫血、癫痫样惊厥以及忧郁和精神错乱。小细胞性贫血表明血红蛋白的合成能力降低。维生素 B6 摄入不足还会损害血小板功能和凝血机制。

3. 维生素 B6 的食物来源

维生素 B6 的食物来源很广泛，动、植物性食物中均含有，通常在肉类、全谷类(特别是小麦)、蔬菜和坚果类中含量最高。大多数维生素 B6 的生物利用率相对较低。因为在植物性食物中，例如土豆、菠菜、蚕豆以及其他豆类，这种维生素的形式通常比动物组织中的更复杂，所以动物性来源的食物中维生素 B6 的生物利用率优于植物性来源的食物。

(五) 叶酸

食物中的叶酸烹调加工后损失率可达 50%～90%。

在 20 世纪 60 年代前，中国大陆每年都有近 10 万婴儿死于神经管缺陷症。同时，美国的南德克萨斯州一种类似的婴儿先天性缺陷病例不断增加引起了全国的关注，最后发现这种病与叶酸缺乏有关。

1. 叶酸的生理功能

叶酸在肠壁、肝脏及骨髓等组织中，经叶酸还原酶作用，还原成具有生理活性的匹氢叶酸。这种形式的叶酸对细胞分裂和组织生长具有极其重要的作用。另外，叶酸可能在预防癌症（结肠癌和子宫癌）、冠心病方面有一定的作用。

2. 叶酸缺乏的表现

当叶酸缺乏时，骨髓中幼红细胞分裂增殖速度减慢，停留在巨幼红细胞阶段而成熟受阻，细胞体积增大，核内染色质疏松。骨髓中巨大的、不成熟的红细胞增多。叶酸缺乏同时引起血红蛋白合成减少，形成巨幼红细胞贫血。叶酸缺乏的表现为头晕、乏力、精神萎靡、面色苍白，并可能出现舌炎、食欲下降以及腹泻等消化系统症状。

叶酸缺乏可使孕妇先兆子痫、胎盘早剥的发生率增高；胎盘发育不良导致自发性流产；叶酸缺乏尤其是同时患有巨幼红细胞贫血的孕妇，易出现胎儿宫内发育迟缓、早产及新生儿出生体重低。

孕早期叶酸缺乏可引起胎儿神经管畸形。主要包括脊柱裂和无脑儿等中枢神经系统发育异常。叶酸缺乏也是动脉粥样硬化产生的危险因素。

3. 叶酸的食物来源

叶酸广泛存在于各种动、植物性食物中。富含叶酸的食物有猪肝（236μg/100g）、猪肾（50μg/100g）、鸡蛋（75μg/100g）、豌豆（83μg/100g）和菠菜（347μg/100g）等。

（六）维生素 B12

1. 维生素 B12 的生理功能

① 促进红细胞的发育和成熟，维持机体正常的造血机能；能够提高叶酸的利用率，增加核酸和蛋白质的合成，从而促进血细胞的成熟。

② 防治脂肪肝，参与胆碱等化合物的合成。胆碱是磷脂的组成部分，而磷脂在肝脏中参与脂蛋白的形成，有助于肝中脂肪的运输。

2. 维生素 B12 缺乏原因

膳食维生素 B12 缺乏较少见，多数缺乏症是由吸收不良引起的。膳食缺乏多见于素食者，不吃肉食可导致维生素 B12 缺乏。老年人和胃切除患者胃酸过少可引起维生素 B12 的吸收不良。心里紧张和过度压力都会影响人体对维生素 B12 的吸收和利用。

3. 维生素 B12 的食物来源

膳食中的维生素 B12 主要来源于动物性食品。如肉类、动物内脏、鱼、禽、贝壳类、蛋类及海藻类。乳及乳制品中含量较少。植物性食物基本不含维生素 B12。

含维生素 B12 较高的食物有猪、牛、羊肝，牛脑，羊肾，螺旋藻，海菜，裙带菜，海带根等。

五、维生素 C

1740 年，英国海军上将安森（Anson）带领 6 艘船和1955 名海员作环球航行。4 年后返航时，损失了 5 艘船和

1051 名船员，这些损失的船员中有一半死于坏血病。1747 年，英国军医林德(J. Lind)在一个偶然的机会中发现柑橘和柠檬能防治坏血病，并公布了这一发现。据此，英国海军在 1795 年将柠檬汁列入了海军军用口粮，从此，再没有出现过大批海军死于坏血病的情况发生。

1. 维生素 C 的生理功能

① 帮助胶原形成以促进细胞之间的结合；

② 帮助肝脏形成解毒物质；

③ 抑制黑色素形成；

④ 降低胆固醇水平；

⑤ 提高免疫力，预防和辅助治疗流行性感冒；

⑥ 具有抗氧化作用，防治细胞老化；

⑦ 消除疲劳、肌肉酸痛，建立可承受压力的体制；

⑧ 预防白内障或防止白内障恶化；

⑨ 清除自由基，提高对癌症的抵抗力。

2. 维生素 C 缺乏症

维生素 C 缺乏症起病缓慢，自饮食缺乏维生素 C 至发展成维生素 C 缺乏症，一般历时 4～7 个月。患者多出现体重减轻、四肢无力、衰弱、肌肉关节等疼痛、牙龈红肿和牙龈炎等症状。

坏血病是维生素 C 缺乏症最典型的代表。它是因胶原无法顺利地被制造出来，导致微血管破裂而引发的出血现象。这种现象起初只反映在皮肤和牙床上，后来会蔓延到全身，骨骼和内脏也会变得脆弱，甚至引起神经系统障碍，最后心脏衰竭而死亡。

3. 维生素 C 的食物来源

人体内不能合成维生素 C，因此人体所需要的维生素 C 要靠食物提供。维生素 C 的主要食物来源是新鲜蔬菜和水果。蔬菜中的辣椒、茼蒿、苦瓜、豆角、菠菜、土豆和韭菜等中含量丰富；水果中的酸枣、鲜枣、草莓、柑橘、柠檬、猕猴桃和葡萄柚中含量最多；在动物的内脏中也含有少量维生素 C。

第五节　矿　物　质

人体是由多种元素组成的。据分析统计所知，地壳表面存在的 90 多种元素几乎全部能在人体内找到。这些元素在人体内的含量，均与它们在自然界中（土壤、水、食物、空气）的含量非常接近。我们身体所需的矿物质主要是通过植物或水直接吸收，也可以通过肉食间接获得。

一、钙

钙是人体中含量最多的矿物质，正常人体内含有 1000～1200 克的钙。其中 99% 存在于骨骼和牙齿中，其余的钙存在于神经、肌肉以及血液中。

（一）钙的生理功能

1. 构成机体的骨骼和牙齿

钙是构成骨骼的重要组成部分，钙对保证骨骼的正常生长发育和维持骨健康起着至关重要的作用。

骨钙的更新速率因年龄而变化。儿童时期生长发育旺盛，对钙需要量大，如长期摄钙不足，并常伴随蛋白质和维生素 D 缺乏，可引起生长迟缓，新骨结构异常，骨钙化不良，骨骼变形，发生佝偻病。健康年轻成人骨吸收与形成维持平衡，每年转变 5%。人在 20 岁以前，主要为骨的生长阶段，其后的 10 余年骨质继续增加，约在 35～40 岁左右，单位体积内的骨质达到顶峰，称为峰值骨量。此后骨质逐渐丢失。妇女绝经以后，骨质丢失速度加快，骨质降低到一定程度时，就不能保持骨骼结构的完整，甚至压缩变形，以至在很小外力下即可发生骨折，即为骨质疏松症。骨骼成熟时所达到的骨骼峰值，是防止骨质疏松危险性的主要因素。

2. 维持多种正常生理功能

分布在体液和其他组织中的钙，虽然还不到体内总钙量的 1%，但在机体内多方面的生理活动和生物化学过程中起着重要的调节作用。

综上所述，钙不仅能使人的骨骼坚固，还可以促进心脏、神经、皮肤、牙齿的健康，减轻肌肉和骨骼的疼痛，维持体内的酸碱度，减少痛经。

小贴士：女性血液中钙的含量与其卵巢的活动成正比，月经前一周血液中的钙会降低很多，她们会变的精神紧张、易怒、还可能精神抑郁。月经期间血液中的钙会进一步降低，经常会导致子宫壁痉挛，青春期女性的这种症状会特别严重。如果能及时补充充足的钙，痛经症状会很快得到缓解。

（二）钙缺乏症

我国现有膳食结构的营养调查表明，居民钙摄入量普遍偏低。仅达推荐摄入量的 50％左右。因此钙缺乏症是较常见的营养性疾病。当钙摄入不足时，神经会变得紧张，无法放松而失眠，出现关节疼痛、关节炎、蛀牙以及高血压。严重缺钙时，会造成儿童佝偻病、成年人骨软化病和老年人骨质疏松症等。

（三）影响钙吸收的因素

1. 机体因素

钙吸收率随年龄增加而渐减。

2. 膳食因素

膳食中钙的摄入量高，吸收量相应也高，但吸收量与摄入量并不成正比，摄入量增加时，吸收率相对降低。膳食中维生素 D 的存在与量的多少，对钙的吸收有明显影响。所以，特别要关注生活中钙吸收的有利因素和不利因素。

有助于钙吸收的因素：与镁在 3∶2 的比例，与磷在 2∶1 的比例下共同作用效果最佳。维生素 D、阳光及举重运动有助钙的吸收。

妨碍钙吸收的因素：荷尔蒙失衡、胃酸缺乏、久坐不运动、酒精、咖啡因以及浓茶。缺乏盐酸、摄入过量的脂肪和磷都会妨碍钙的吸收。压力会导致大量的钙被排出体外，造成流失。蔬菜中的草酸和谷物中的植酸在肠道中形成草酸钙和植酸钙也会影响钙的吸收。含草酸较多的蔬菜有菠菜、竹笋等。含植酸较多的谷物有荞麦、燕麦等。膳食纤维中的糖醛酸残基与钙螯合而干扰钙吸收。

(四) 钙的食物来源

奶和奶制品是钙的重要来源，因为奶中含钙量丰富，吸收率也高。另外，豆类、坚果类，可连骨吃的小鱼小虾及一些绿色蔬菜类也是钙的较好来源。硬水中含有相当量的钙，也不失为一种钙的来源。常见食物中的钙含量详见表3-5-1。

表3-5-1　常见食物中的钙含量(mg/100g)

食物名称	含量	食物名称	含量	食物名称	含量
牛奶	104	豌豆(干)	67	蚌肉	190
干酪	799	花生仁(炒)	284	大豆	191
蛋黄	112	黑芝麻	912	豆腐	164
大米	13	荠菜	294	黑豆	224
标准粉	31	芹菜叶	366	青豆	200
猪肉(瘦)	6	苜蓿	713	雪里蕻	230
牛肉(瘦)	9	油菜	108	苋菜	178
羊肉(瘦)	9	海带(干)	348	大白菜	45
鸡肉	9	紫菜	264	枣	80
海参	4968	木耳	247	虾皮	991

二、磷

磷在构成机体成分和维持生命活动方面具有重要作用。人体内85.7％的磷集中于骨和牙，其余分布于全身各组织及体液中，其中一半存在于肌肉组织中。

（一）生理功能

（1）构成骨骼和牙齿。

（2）组成生命的重要物质。

磷是组成核酸、磷蛋白、磷脂、环腺苷酸（cAMP）、环鸟苷酸（cGMP）、多种酶的成分。

（3）参与能量代谢。

高能磷酸化合物如三磷酸腺苷及磷酸肌酸等为能量载体，在细胞内能量的转换、代谢中，以及作为能源物质在生命活动中起到重要作用。

（4）参与酸碱平衡的调节。

（二）磷缺乏症

磷的食物来源丰富，一般不会由于膳食原因引起营养性磷缺乏，只有在一些特殊情况下才会出现。但是长期使用抗酸剂或经受压力，以及骨折都可能导致磷缺乏症。磷缺乏的症状包括全身肌肉无力、食欲不振、骨骼疼痛、佝偻病以及软骨病。

早产儿若仅喂以母乳，因人乳含磷量较低，不能满足早产儿骨磷沉积的需要，会发生磷缺乏，出现佝偻病样骨骼异常。

（三）影响磷吸收的因素

有助于磷吸收的因素有适当的钙磷比例、乳糖以及维生素 D。妨碍磷吸收的物质有过量的铁、镁和铝。

（四）磷的食物来源

磷在食物中分布很广，无论在动物性食物还是植物性食物中，都含有丰富的磷，动物的乳汁中也含有磷。磷往往与蛋白质并存，瘦肉、蛋、奶、动物的肝、肾中磷含量都很高。海带、紫菜、芝麻酱、花生、干豆类、坚果及粗粮等食物含磷也较丰富。但粮谷中的磷为植酸磷，如不经过加工处理，吸收利用率低。

三、镁

正常成人身体中镁含量约为 25 克，其中 60％～65％存在于骨骼和牙齿中，27％分布于软组织。镁主要分布于细胞内，细胞外液的镁离子浓度不超过 1％。

（一）镁的生理功能

（1）激活多种酶的活性。

（2）维护骨骼生长和神经肌肉的兴奋性。

（3）维护胃肠道和激素的功能。

（二）镁缺乏症

引起镁缺乏的主要原因有：镁摄入不足、吸收障碍、丢失过多以及多种临床疾病等。主要表现：肌肉虚弱、肌肉抽搐和抖动、失眠、焦虑不安、高血压、心律不齐、便秘、食欲不振、软组织内钙质沉淀，如肾结石、两腿神经质抖动、轻微的手颤抖、不由自主地点头、眼皮颤动或身体其他部位不太引人注目的轻微抽搐。

（三）影响镁吸收的因素

有助于镁吸收的物质：蛋白质、乳糖、维生素 B1、维生素 B6、维生素 C、维生素 D、锌、钙以及磷。

妨碍镁吸收的物质：过量的磷、植酸、草酸盐（菠菜和大黄）、膳食纤维、钙质及脂肪等。

（四）镁的食物来源

镁虽然普遍存在于食物中，但食物中的镁含量差别甚大。由于叶绿素是镁卟啉的螯合物，所以绿叶蔬菜富含镁。食物中诸如糙粮、坚果（特别是杏仁、腰果和花生）、干豆、瓜子（葵瓜子、南瓜子）、谷物（小米、大麦）也含有丰富的镁，而肉类、淀粉类食物及牛奶中的镁含量属中等。

四、钾

正常成人体内钾总量约为 50 毫摩尔/千克。人体内钾主要存于细胞内，约占总量的 98%，其他存在于细胞外。

（一）钾的生理功能

（1）参与碳水化合物、蛋白质的代谢。

（2）维持细胞内正常渗透压。

（3）维持神经肌肉的应激性和正常功能。

当血钾降低时，膜电位上升，细胞膜极化过度，应激性降低，发生松弛性瘫痪。当血钾过高时，可使膜电位降低，可致细胞不能复极而丧失应激性，其结果也可发生肌肉麻痹。

（4）维持心肌的正常功能。

心肌细胞内外的钾浓度对心肌的自律性、传导性和兴奋性有密切关系。钾缺乏时，心肌兴奋性增高；钾过高时又使心肌自律性、传导性和兴奋性受抑制。两者均可引起心律失常。

（二）钾缺乏症

人体内钾总量减少可引起钾缺乏症，可在神经肌肉、消化、心血管、泌尿、中枢神经等系统中发生功能性或病理性改变。主要表现为肌肉无力或瘫痪、心律失常、横纹肌肉裂解症及肾功能障碍；钾钠比例失衡还可造成低血压、精神错乱以及心理冷淡。

（三）影响钾吸收的因素

有助于吸收的物质：镁有助于保持细胞内的钾。妨碍吸收的因素：从食盐中摄入过量的钠、酒精、糖类、利尿剂、轻泻剂、皮质激素类药物以及压力。

（四）钾的食物来源

大部分食物都含有钾，但蔬菜和水果是钾最好的来源。每 100 克谷类中含钾 100～200 毫克，豆类中含有 600～800 毫克，蔬菜和水果中含有 200～500 毫克，肉类中钾含量约为 150～300 毫克，鱼类中为 200～300 毫克。每 100 克食物中钾含量高于 800 毫克以上的食物有紫菜、黄豆、冬菇和赤豆等。

五、钠

钠是人体中一种重要的无机元素，人体内钠主要在细胞外液，细胞内液含量较低。食盐（NaCl）是人体获得钠的主要来源。

（一）钠的生理功能

钠是细胞外液的主要阳离子，在维持细胞外液渗透压调节和酸碱平衡中起着重要的作用，并对细胞的水分、渗透压、应激性、分泌和排泄等具有调节功能。

（二）钠缺乏症

在一般情况下人体内不易缺乏的。但在某些情况下，如禁食、少食，膳食钠限制过严而摄入量非常低时，或在高温、重体力劳动、过量出汗、胃肠疾病、反复呕吐、腹泻（泻剂应用）使钠过量排出丢失时容易缺乏钠。

钠缺乏的早期症状不明显，主要有倦怠、淡漠、无神、甚至起立时昏倒。失钠达 0.5 克/公斤体重以上时，可出现恶心、呕吐、血压下降、痛性肌肉痉挛，尿中无氯化物检出。当失钠达 0.75～1.2 克/公斤体重时，可出现恶心、呕吐、视力模糊、心率加速、脉搏细弱、血压下降、肌肉痉挛、疼痛反射消失，甚至淡漠、木僵、昏迷、外周循环衰竭、休克，终因急性肾功能衰竭而死亡。

（三）钠的食物来源

钠普遍存在于各种食物中，一般动物性食物中钠含量高于植物性食物，但人体钠来源主要为食盐（钠）、酱油、盐渍或腌制肉、烟熏食品、酱咸菜类、发酵豆制品和咸味休闲食品等。

六、铁

人体内铁总量约为 4～5 克，有两种存在形式。一为

"功能性铁"，是铁的主要存在形式，这些铁发挥着铁的功能作用，参与氧的转运和利用；另一为"贮存铁"，是以铁蛋白和含铁血黄素形式存在于血液、肝、脾与骨髓中。

（一）铁的生理功能

铁是血红蛋白与肌红蛋白、细胞色素 A 以及一些呼吸酶的成分，参与体内氧与二氧化碳的转运、交换和组织呼吸过程。缺铁时，新生的红细胞中血红蛋白量不足，甚至影响 DNA 的合成及幼红细胞的分裂增殖，还可使红细胞寿命缩短、自身溶血增加。

铁还有催化促进 β-胡萝卜素转化为维生素 A、嘌呤与胶原的合成、抗体的产生、脂类从血液中转运以及药物在肝脏的解毒等功能。

（二）铁缺乏症

铁是微量元素中最容易缺乏的一种，铁缺乏可导致缺铁性贫血，该病已被世界卫生组织确定为世界性营养缺乏病之一。

铁缺乏的常见症状：冷漠呆板、疲劳乏力、头晕、心悸，毛发干枯脱落。严重者出现面色苍白，口唇黏膜和眼结膜苍白，指甲脆薄、反甲，浅表性胃炎或萎缩性胃炎，肝脾轻度肿大等。儿童少年会出现身体发育受阻，体力下降、易烦躁，对周围不感兴趣，抵抗感染的能力降低、注意力与记忆力调节过程障碍，学习能力降低等现象。流行病学研究表明，早产、低出生体重儿及胎儿死亡与孕早期贫血有关。

（三）人体对铁的补充

女性对铁的吸收率高于男性是因为其体内贮存铁量较低、而需求又较高，需补充由于月经丢失的铁和妊娠、哺乳额外的需铁等。

铁在体内代谢中，可被身体反复利用，一般除肠道分泌和皮肤、消化道、尿道上皮脱落损失少量外，排出铁的量很少。只要从食物中吸收加以补充，即可满足机体需要。

（四）铁的食物来源

铁广泛存在于各种食物中，但分布极不均衡，吸收率相差也极大，一般动物性食物的含量和吸收率均较高。因此，膳食中铁的良好来源主要为动物肝脏、动物全血、畜禽肉类和鱼类。蔬菜中含铁量不高，油菜、苋菜、菠菜、韭菜等所含的铁利用率并不高。铁含量丰富的食物详见表 3 - 5 - 2。

表 3 - 5 - 2　铁含量丰富的食物（mg/100g 可食部分）

食物名称	铁含量（mg）	食物名称	铁含量（mg）	食物名称	铁含量（mg）
籼米	2.3	木耳（干）	97.4	鸡肝	12
标面粉	3.5	紫菜（干）	54.9	羊血	18.3
黄豆	8.2	姜（干）	85	牛肉	3.2
扁豆	19.2	芝麻酱	50.3	鸡蛋	2.3
绿豆	6.5	黑芝麻	22.7	鸡蛋黄	6.1
腐竹	16.5	猪肝	22.6	藕粉	17.9
香菇	10.5	鸭血	35.7	辣椒粉	20.7
荠菜	17.2	苋菜	5.4	脱水菠菜	25.9

（依杨月欣《营养师必读》2008）

七、锌

锌作为人体必需的微量元素广泛分布在人体所有的组织和器官中。锌对生长发育、免疫功能、物质代谢和生殖功能等均有重要作用。

（一）锌的生理功能

锌是人体内 200 多种酶的构成成分，也是脱氧核糖核酸及核糖核酸的构成成分，是生长必需的营养物质；对于伤口愈合有重要的作用；控制荷尔蒙传递各个器官，如睾丸以及卵巢发出的信息；有助于增强有效处理压力的能力，可以促进神经系统以及大脑的健康，特别是正处于发育阶段的胚胎；有助于骨骼和牙齿的形成、头发的生长，并且是维持持久能量必不可少的营养物质。

（二）锌缺乏症

锌缺乏的常见体征是生长缓慢、皮肤伤口愈合不良、味觉或嗅觉障碍、胃肠道疾患、免疫功能减退、两个以上手指甲上有白色斑点、频繁感染、痤疮、皮肤油脂分泌过多、生育能力低、面色苍白、抑郁倾向及食欲不振等。

（三）影响锌吸收的因素

有助于锌吸收的物质：胃酸，维生素 A，E，D，B6、镁、钙以及磷。妨碍锌吸收的物质：植酸、鞣酸、纤维素、过量钙、铜、酒精等。蛋白质摄入量不足以及糖类摄入过量，精神压力大等因素也会妨碍锌的吸收。

（四）锌的食物来源

不论动物性还是植物性的食物都含有锌，但食物中的锌含量差别很大，吸收利用率也不相同。一般来说贝壳类海产品、红色肉类和动物内脏类都是锌的极好来源；干果类、谷类胚芽和麦麸也富含锌。一般植物性食物含锌量较低。干酪、虾、燕麦、花生酱、花生和玉米等为锌的良好来源。含锌量较少的食物包括：动物脂肪、植物油、水果、蔬菜、奶糖、白面包和普通饮料等。精细的粮食加工过程可导致大量的锌丢失。如小麦加工成精面粉导致大约 80％的锌被损耗；豆类制成罐头相比新鲜大豆的锌含量损失 60％左右。

八、硒

（一）硒的生理功能

硒是一种抗氧化剂，有助于保护身体免受自由基和致癌物质的侵害；减轻炎症，刺激免疫系统抵抗感染，可以促进心脏的健康并增强维生素 E 的活力；是男性生殖系统以及新陈代谢必需的营养物质。

（二）硒缺乏症

硒缺乏是克山病发病的基本因素。

大骨节病是一种地方性、多发性、变形性骨关节病。它主要发生于青少年，严重影响骨发育和日后的劳动生活能力。目前认为低硒是大骨节病发生的环境因素之一，补硒可以缓解一些症状。

九、铬

（一）铬的生理功能与缺乏

糖代谢中铬作为一个辅助因子能影响胰岛素活动。胰岛素是一种激素，由胰脏的胰岛产生，用来帮助调节血液葡萄糖水平。铬能在胰岛素中与细胞接受体黏合从而使葡萄糖能够进入细胞，如果缺乏铬将导致葡萄糖耐受力受损。铬缺乏还会引起血液中葡萄糖含量上升，胆固醇升高及动脉粥样硬化。

（二）铬食物来源

铬以小剂量广泛分布在食物中，膳食中铬的主要来源是谷类（$3461\mu g/kg$）、肉类及鱼、贝类（$4581\mu g/kg$）。全谷类食物中的铬含量高于水果和蔬菜。精制糖和面粉中的铬含量低于未加工过的农产品。

第六节　水

水是地球上一切生命赖以生存的重要物质。对人来说水比食物更为重要。人不吃食物可以维持 20 余天，但不喝水，几天便会死亡。成年人身体中的水约占体重的 60％，新生儿身体中含水最多，约占体重的 80％；婴幼儿次之，约占体重的 70％。女性体内脂肪较多，故体内水含量不如男性高。

一、水的生理功能

水在体内不仅构成身体成分，而且还具有重要的调节生理功能。运送养料，调节体温、润滑关节、帮助消化、促进体内废物通过尿液排出；另外水还参与构成各种人体体液，如血浆、唾液、精液、泪液、淋巴等。研究表明，较大量的液体补充，可以降低患肾结石、结肠癌、膀胱癌的风险。

二、缺水的反应

当失水量占体重的 2％～4％时，为轻度脱水，表现为口渴、尿少及工作效率降低等。失水量占体重的 4％～8％时，为中度脱水，除上述症状外，可见皮肤干燥、声音嘶哑及全身无力等表现。如果失水量超过体重的 10％，为重度脱水，除上述症状外还会出现高热、烦躁、精神恍惚等。若失水量达 20％，就会导致死亡。

三、水的平衡及调节

人体每天水的排出量约为 2500 毫升，其中呼吸排出约 350 毫升、皮肤约 500 毫升、粪便 150 毫升、尿液 1500 毫升左右。正常情况下，人体水的需要量与排出量保持动态平衡，即成年人每天需要补充水量约 2500 毫升，其中从食物中摄取水分 1000 毫升，自身代谢生成水 300 毫升，其余的 1200 毫升的水必须靠饮水来补充，这就是我们常说的要喝 8 杯水的概念。

最佳的喝水时间是清晨起床后空腹饮水 200～300 毫升，保持肠胃清洁也称复活水。上午 10 点左右喝水，维持体内水平衡。下午 3 点左右喝水，防止人体酸性化。睡前半小时适量喝水，预防心脑血管病的突发。

第七节 膳 食 纤 维

一、膳食纤维的功能

膳食纤维是一种不能被人体消化的碳水化合物，但有其独特的功能。20 世纪营养学最重要的发现之一，就是膳食纤维对人体健康的意义。它的营养功效有：预防大肠疾病，预防胆石症，心血管疾病和癌症；能够降低血糖，预防糖尿病；防止能量过剩，预防肥胖症。

二、膳食纤维的食物来源

膳食纤维主要来源于植物性食物，如绿叶、根茎类蔬菜、水果、谷类、豆类、藻类和菌类。常见食物中膳食纤维含量详见表 3－7－1。

表 3－7－1　常见食物中膳食纤维含量表(g/100g)

食物名称	膳食纤维含量	食物名称	膳食纤维含量
白面	3.45	圆白菜	1.67
小米	4.58	芹菜	1.64
燕麦片	10.4	胡萝卜	1.67
绿豆	23.52	苹果	1.11
玉米面	11.4	海带(干)	23.84
荞麦面	12.33	魔芋	70.00

第八节 营养素的协同作用

　　人体必需的七大类 40 多种营养物质，在体内通过一系列的协同反应，又会生成数以万计的营养物质来满足各个细胞、组织的需要。例如：缺乏维生素 B6、B12、叶酸、铁、锌和锰都可引起贫血症；维生素 C 可促进铁的吸收；维生素 D 可促进钙的吸收；维生素 E 与硒在谷胱甘肽过氧化酶中协同作用。也就是说一些营养物质离开了他们的协同伙伴是无法发挥作用的。图 3-8-1 就是一些营养物质的协同作用图。

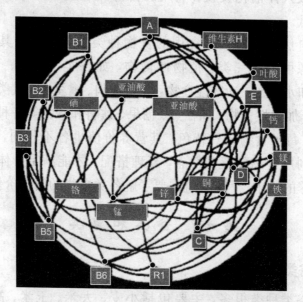

图 3-8-1　营养物质的协同作用

第四章

食物的营养价值

食物的营养价值，通常是指食物中所含的营养素和热能能满足人体营养需求的程度。营养价值高的食物，应该是所含营养素种类齐全、数量和比例适和人体需要，又容易被人体消化吸收和利用的食物。反之，其营养价值相对较低。

自然界供给人类食用的食物种类繁多，根据其性质和来源可分为三类：植物性食物，如谷类、薯类、豆类、蔬菜和水果等；动物性食物，如畜禽肉、禽蛋类、乳类和水产类；加工性食物，如糕点、糖果、饮料和罐头等各种加工食品。每种食物各具特色，其营养价值也各不相同，只有充分利用食物的营养特点，合理搭配，才能满足身体对各种营养的需求。因此，就需要了解各类食物的营养价值。

第一节　谷类和薯类

一、谷类

谷类种类很多，主要包括小麦、大米、玉米、高粱、小米、燕麦和荞麦等。谷类的种子含有发达的胚乳，主要由淀粉组成,在胚乳中储有充分的养分供种胚发芽长成下一代植物供人类使用。人类正是利用谷类种子贮藏的养分作为食粮,借以获得生命所必需的营养素。

中国人自古以来,除部分少数民族外,均以谷类等植物性食物为主。膳食中60%～70%的热量、50%左右的蛋白质、B族维生素和矿物质是由谷类食物提供的,其中大米和小麦最为常见。

(一)谷类的主要营养价值

谷类中约含70%左右的碳水化合物,主要是淀粉,烹调后容易被人体吸收,利用率在90%以上,因此成为最经济的能量来源。多数谷类的蛋白质含量为7%～12%,但所含人体必需氨基酸种类不齐全,尤其赖氨酸含量偏低,使其蛋白质价值不如动物性蛋白质。

谷类脂肪含量较低,约2%。但从玉米和小麦胚芽中提取的胚芽油,80%为不饱和脂肪酸,质量较好。胚芽油中亚油酸为60%,具有降低血清胆固醇,防止动脉粥样硬化的作用。

谷类含矿物质1.5%～3%,主要分布在谷皮和糊粉层中。其中主要有磷、钙,多以植酸盐的形式存在;铁含量很少,约1.5～3毫克/100克,且吸收率较低。

谷类是膳食中B族维生素的重要来源,如维生素B1、维生素B2、烟酸、泛酸、维生素B6等主要分布在糊粉层和谷胚中。谷类主要成分如表4-1-1所示。加工会导致营养素损失。加工越细,营养素损失的越多。精白米面中的维生素只占原含量的 10％～30％。由于生活水平的提高，人们对精白米、面的需求量增加，是导致现今维生素 B 缺乏症人数增多的原因之一。

表 4－1－1　谷类主要成分表（每 100 克）

食物名称	蛋白质(g)	脂肪(g)	膳食纤维(g)	碳水化合物(g)	维B1(mg)	维B2(mg)	烟酸(mg)	维E(mg)	钙(mg)	铁(mg)	锌(mg)	磷(mg)	硒(μg)
玉米粉（黄）	8.1	3.3	5.6	75.2	0.26	0.09	2.3	3.8	22	3.2	1.42	196	2.49
玉米粉（白）	8.0	4.5	6.2	73.1	0.34	0.06	3.0	6.89	12	1.3	1.22	187	1.58
高粱米	10.4	3.1	4.3	74.7	0.29	0.10	1.6	1.88	22	6.3	1.64	329	2.83
小麦	11.9	1.3	10.8	75.2	0.40	0.10	4.0	1.82	34	5.1	2.33	325	4.05
稻米	7.4	0.8	0.7	77.9	0.11	0.05	1.9	0.46	13	2.3	1.70	110	2.23
小米	9.0	3.1	1.6	75.1	0.33	0.10	1.5	3.63	41	5.1	1.87	229	4.74
大麦粉	10.4	1.1	1.6	74.3	0.15	0.11	2.0	1.25	30	3.0	0.96	120	6.01
莜麦面	12.2	7.2	—	67.8	0.39	0.04	3.9	7.96	27	13.6	2.21	35	0.50
荞麦	9.3	2.3	6.5	73.0	0.28	0.16	2.2	4.40	47	6.2	3.62	297	2.45

（二）合理烹调

烹调过程可使一部分营养素损失。如大米淘洗过程中维生素 B1 可损失 30％～60％，维生素 B2 和烟酸损失 20％～25％，矿物质损失 70％。淘洗次数愈多、浸泡时间愈长、温度越高损失愈多。米、面在蒸煮过程中如果加碱或油炸，B 族维生素损失则更为严重。而蒸馒头、烙饼、烤面包等方式，蛋白质、脂肪、维生素的损失很少。

（三）合理储存

谷类在适宜的条件下长时间的储存而质量变化不大。温度和湿度是影响储存的关键，温度高和湿度大会造成谷物的霉烂，失去食用价值。所以谷类应储存在避光、通风、阴凉、干燥的环境中，才能保持其原有的营养价值。

小贴示：要想更多地保留谷物的营养，在加工时就要越粗越好；淘洗次数越少越好；浸泡时间越短越好，加碱、油炸都不好，高温、高湿更不好。

（四）燕麦的营养价值

燕麦又称莜麦，其所含蛋白质、脂肪和一些维生素都高于一般谷类，是一种高能食物。燕麦中的蛋白质含有人体需要的全部必需氨基酸，特别是赖氨酸含量较高。燕麦中的脂肪含有大量的亚油酸，消化吸收率也高。燕麦还富含维生素 E、B1 和烟酸。

燕麦有良好的降血脂、降血糖和预防动脉硬化的作用。有实验指出，每天早饭如果能食用 50 克燕麦食品，连续 3 个月，可有效降低低密度脂蛋白胆固醇浓度，提高高密度脂蛋白胆固醇水平，而且肝肾无任何不良反应。

小贴示：燕麦还有减肥和通便的作用。但一次不宜吃得太多，每次吃 20～40 克，根据个体的情况决定，否则会造成肠胃胀气。

（五）荞麦的营养价值

荞麦由于其独特的营养价值和药用价值，被认为是世界性的新兴作物。

荞麦营养价值很高。荞麦面的蛋白质含量高于大米和玉米粉；脂肪含量低于玉米面而高于大米和小麦粉；维生素的含量也较丰富，此外还含有钙、磷、铁等矿物质。荞麦中的蛋白质含有较多的赖氨酸，生物价较高，是一种完全蛋白；荞麦含有铬，临床上可用于糖尿病的营养治疗。

二、薯类及其主要营养价值

常见的有甘薯(又称红薯、白薯、山芋、地瓜等)、马铃薯(又称土豆、洋芋)、木薯(又称树薯、木番薯)和芋薯(芋头、山药)等。

(一)甘薯

碳水化合物含量约为 25%。胡萝卜素、维生素 B1、维生素 B2、维生素 C、烟酸含量比谷类高。红心甘薯中胡萝卜素含量比白心甘薯高。甘薯中膳食纤维的含量较高，可促进胃肠蠕动，预防便秘。

(二)马铃薯

在我国种植广泛，是薯类食物的代表，深受大众的喜爱。碳水化合物含量为 17%，维生素 C 含量和钾等矿物质的含量也很丰富，既可做主食，也可当蔬菜食用。

小贴士：由于薯类蛋白质含量偏低，儿童如果长期过多食用，对其生长发育不利。

第二节　豆类与坚果类

一、豆类

豆类可分为大豆类和除此以外的其他豆类。大豆类常见的有黄豆、黑豆和青豆三种，它们含有较多的蛋白质、脂肪和钙，以及相对较少的碳水化合物；其他豆类包括蚕豆、豌豆、绿豆和小豆等，它们含有较多的碳水化合物、中等量的蛋白质和少量的脂肪。

（一）大豆

1. 大豆的营养价值。

大豆的蛋白质含量一般在 35％左右，其中黑豆中的蛋白质含量最高达 36％以上。大豆的蛋白质中含有人体所需的全部氨基酸，属完全蛋白质（优质蛋白），是唯一能替代动物蛋白的植物性食物。而且大豆中富含谷类食物中缺乏的赖氨酸，与谷类食物混合食用，可以较好地发挥蛋白质的互补作用。

大豆中脂肪含量为 15％～20％，其中 85％为不饱和脂肪酸。不饱和脂肪酸中油酸占 32％～36％，亚油酸占 51％～57％，亚麻酸占 2％～10％，此外还含有 1.64％的磷脂。所以，大豆是高血压、动脉粥样硬化等疾病患者的理想食物。

此外，大豆还含有丰富的维生素和矿物质，其中 B 族维生素、维生素 E、钙和铁等含量较高。100 克大豆中含有 0.41 毫克维生素 B1、0.20 毫克维生素 B2、18.9 毫克维生素 E，还含有一定量的维生素 A 和 D。干豆几乎不含有维生素 C，但发成的豆芽菜含有丰富的维生素 C（大豆在发芽的过程中，淀粉水解为葡萄糖，可进一步合成维生素 C）。

豆类中膳食纤维含量较高，特别是豆皮。据报道食用富含纤维的豆类食物可以降低血清胆固醇，对冠心病、糖尿病及肠癌有一定的预防和治疗作用。

小贴士：打豆浆后的渣不要废弃，炒着吃，拌菜吃，烙饼都是非常好的利用方法。有种说法是："豆补钙，皮减肥"。

2. 大豆制品。

大豆制品很多，如豆腐、豆浆、腐竹、豆豉、豆腐乳和豆芽菜等，这些大豆制品在加工过程中要经过浸泡、细磨、加热等处理，使其中所含的抗胰蛋白酶被破坏，大部分纤维素被去除，因此很容易被消化吸收。整粒熟大豆蛋白质的消化率仅为 65%，但加工成豆浆可达 85%，加工成豆腐则可提高到 92%～96%。

3. 豆类及其制品的合理利用。

不同加工和烹调方法对大豆蛋白质的消化率有明显的影响。大豆中含有抗胰蛋白酶的因子，它能抑制胰蛋白酶的消化作用，使大豆难以分解为人体可吸收利用的各种氨基酸。经过加热煮熟后，这种因子即被破坏，消化率随之提高，所以大豆及其制品需经充分加热煮熟后再食用。

小贴士：豆豉的兄弟——纳豆

研究表明，纳豆中富含皂青素，能改善便秘、降低血脂、预防大肠癌、降低胆固醇、软化血管、预防高血压和动脉硬化以及抑制艾滋病病毒等功能。纳豆中含有游离的异黄酮类物质及多种对人体有益的酶类，如过氧化物歧化酶、过氧化氢酶、蛋白酶、淀粉酶和脂酶等，它们对清除体内致癌物质、提高记忆力、护肝美容和延缓衰老等有明显效果，并可提高食物的消化率。摄入活纳豆菌可以调节肠道菌群平衡，预防痢疾、肠炎和便秘，其效果在某些方面优于现在常用的乳酸菌微生态制剂。纳豆发酵产生的黏性物质，覆盖在胃肠道黏膜表面上，因而可保护胃肠，饮酒时可缓解酒醉。

（二）其他豆类

其他豆类的蛋白质含量为20％～25％，脂肪含量为1％左右，碳水化合物含量在55％以上，并含有非常丰富的维生素和矿物质，如钙、磷、铁、镁、钾、硒等。详见表4-2-1。

表 4-2-1 豆类营养成分表（每100克）

食物名称	蛋白质 g	脂肪 g	膳食纤维 g	碳水化合物 g	β-胡萝卜素 μg	维生素B1 mg	维生素B2 mg	烟酸 mg	维生素E mg	钙 mg	铁 mg	锌 mg	磷 mg	硒 μg
扁豆	25.3	0.4	6.5	61.9	30	0.26	0.45	2.6	1.86	137	19.2	1.9	218	32.0
绿豆	21.6	0.8	6.4	62	130	0.25	0.11	2.0	11.0	81	6.5	2.18	337	4.28
小豆	20.2	0.6	7.7	63.4	80	0.16	0.11	2.0	14.4	74	7.4	2.20	305	3.8
豌豆	20.3	1.1	10.4	65.8	250	0.49	0.14	2.4	8.47	97	4.9	2.35	259	1.69
芸豆	21.4	1.3	8.3	62.5	180	0.18	0.09	2.0	7.74	176	5.4	2.07	218	4.61

二、坚果类

（一）坚果的分类

按照脂肪含量的不同，坚果可以分为油脂类坚果和淀粉类坚果，前者富含油脂，包括核桃、榛子、杏仁、松子、香榧、腰果、花生、葵花子、西瓜子和南瓜子等；后者淀粉含量高而脂肪很少，包括栗子、银杏、莲子和芡实等。坚果是一类营养价值较高的食物，其共同特点是水分低，高能量，富含各种矿物质和 B 族维生素。从营养素含量的角度而言，富含脂肪的坚果优于淀粉类坚果。因为坚果类所含能量较高，不可过量食用，以免导致肥胖。

（二）坚果的营养价值

1. 坚果中的蛋白质

坚果中的蛋白质含量为 12％～22％，其氨基酸组成各有特点，虽然种类齐全，但生物价较低，如葵花子、核桃和芝麻中赖氨酸含量不足。所以，需要多种坚果组合或与其他食物营养互补，才能发挥最佳的营养作用。

2. 坚果中的脂肪

坚果中的脂肪富含必需脂肪酸，是优质的植物性脂肪。葵花子、核桃和西瓜子的脂肪中特别富含亚油酸。核桃和松子含有较多的 α-亚麻酸，对改善膳食中的 n-3 和 n-6 脂肪酸比例有一定贡献。一些坚果脂肪中单不饱和脂肪酸的比例较大，例如，榛子、杏仁和开心果所含的脂肪酸当中，57％～83％为单不饱和脂肪酸；花生、松子和南瓜子所含的脂肪酸中，约有 40％左右来自单不饱和脂肪酸。

3. 坚果中的糖类

富含淀粉的坚果是碳水化合物的好来源，如银杏中淀粉含量为 72.6％，干栗子为 77.2％，莲子为 64.2％。但由于其淀粉结构与大米、面粉不同，其血糖生成指数也远较精制米面低，如栗子粉的血糖生成指数为 65。

4. 坚果中的微量元素

坚果中钾、镁、锌、铜等含量很高，又是维生素 E 和

B族维生素的良好来源，包括维生素 B1、维生素 B2、烟酸和叶酸。富含油脂的坚果含有大量的维生素 E，淀粉类坚果中的含量低一些，然而它们同样含有较为丰富的水溶性维生素。杏仁中的维生素 B2 含量特别突出，无论是巴旦木还是中国小杏仁，均是维生素 B2 的极好来源。部分坚果的营养素含量详见表4-2-2。

表4-2-2　坚果的营养素含量(指 100 克食品中可食部的含量)

名　　称	核桃	杏仁	腰果	松子仁	花生仁	葵花子仁
热量(千卡)	627	597	552	619	581	606
蛋白质(克)	14.9	22.1	17.3	14.1	23.9	19.1
脂肪(克)	58.8	52.8	36.7	58.5	44.4	53.4
碳水化合物(克)	9.6	19.3	38	9	21.4	12.2
膳食纤维(克)	9.5	11.8	3.6	12.4	4.3	4.5
维生素 A(微克)	5	0	8	5	0	0
胡萝卜素(微克)	2	3.2	2	2.4	4.2	3
视黄醇当量(克)	5.2	2.6	2.4	3.6	1.8	7.8
硫胺素(毫克)	0.15	0.07	0.27		0.12	1.89
核黄素(毫克)	0.14	0.86	0.13	0.11	0.1	0.16
烟酸(毫克)	0.9	3.9	1.3	3.8	18.9	4.5
维生素 C(毫克)	1	0		0	0	0
维生素 E(毫克)	43.21	0	3.17	25.2	14.97	79.09
胆固醇(毫克)	0	0	0	0	0	0
钾(毫克)	385	746	503	612	674	547
钠(毫克)	6.4	1	251.3	3	445.1	5

名　称	核桃	杏仁	腰果	松子仁	花生仁	葵花子仁
钙（毫克）	56	266	26	161	284	115
镁（毫克）	131	286	153	186	176	287
铁（毫克）	2.7	4.5	4.8	5.2	6.9	2.9
锰（毫克）	3.44	2.62	1.8	7.4	1.9	1.07
锌（毫克）	2.17	3.54	4.3	5.49	2.82	0.5
铜（毫克）	1.17	1.17	1.43	1.21	0.89	0.56
磷（毫克）	294	489	395	227	315	604
硒（微克）	4.62	4.4	34	0.62	7.1	5.78

第三节　蔬菜和水果类

蔬菜和水果是人类饮食的重要组成部分，特别是蔬菜所占比例最大。它们是我们机体所需的维生素 C、胡萝卜素、维生素 B、钙、铁等的主要来源。此外它们还含有较多的纤维素、果胶和植物化学物质等，能刺激胃肠蠕动和消化液的分泌，因此能够促进人的食欲和消化，预防慢性病的发生。尤其重要的是它们在体内的最终代谢产物呈碱性，故被称为碱性食物。它们具有维持体内酸碱平衡的重要作用。

一、蔬菜类

（一）蔬菜的分类

蔬菜按其结构和可食部分不同可划分为叶菜类、根茎类、瓜茄类和鲜豆类，所含营养成分因其种类不同，差异较大。

（1）叶菜类。主要包括白菜、菠菜、油菜、韭菜、苋菜、苜蓿和雪里红等，是维生素 C、胡萝卜素、维生素 B2 和矿物质及膳食纤维的良好来源。

（2）根茎类。包括萝卜、胡萝卜、土豆、荸荠、山药、藕、竹笋、葱、蒜和洋葱等。这类蔬菜中膳食纤维的含量较叶菜类低。胡萝卜含胡萝卜素最多，每 100 克中含 4130 微克。大蒜、洋葱和土豆中硒的含量很高。

（3）瓜茄类。包括冬瓜、南瓜、丝瓜、黄瓜、茄子、苦瓜、番茄和辣椒等。苦瓜、番茄和辣椒富含维生素 C。南瓜和番茄富含胡萝卜素。辣椒含有丰富的维生素 C、胡萝卜素、硒、铁和锌，是一种营养价值较高的食物。

（4）鲜豆类。包括毛豆、豇豆、四季豆、扁豆和豌豆等。其蛋白质含量不仅高，而且质量比谷类好，在膳食中做辅食能起到很好的互补作用。与其他蔬菜相比，鲜豆中胡萝卜素、钾、钙、铁、锌和硒的含量较高，其中的铁易被人体吸收利用，所以，鲜豆类是营养丰富的蔬菜。要注意的是鲜豆中含有一种有毒的皂素，如果食用未熟的鲜豆，可能发生中毒。

（5）菌藻类。包括菌类和藻类，常见的菌类有蘑菇、香菇、银耳和木耳等。藻类有海带、紫菜和发菜等。此类蔬菜富含蛋白质、碳水化合物、膳食纤维、维生素和矿物质。菌藻类维生素和矿物质含量见表 4 - 3 - 1。蛋白质含

量以发菜、蘑菇和香菇最为丰富，含量在20％以上。紫菜
和蘑菇含有丰富的胡萝卜素，且维生素 B1、B2、B12 含
量较高，尤其是铁、锌和硒的含量是其他食物的数十倍。
海带最大的特点是含有丰富的钙(1177 毫克/100 克)和铁
(150 毫克/100 克)，含碘量更为丰富。作为碱性食物的海
带，可有效调节血液的酸碱度。

表 4-3-1　菌藻类维生素和矿物质含量与比较(每 100 克)

食物名称	蘑菇	木耳	香菇	银耳	海带	紫菜	发菜
蛋白质(g)	21.0	13.1	20.2	10.0	1.8	26.7	22.8
膳食纤维(g)	21.0	29.9	31.6	30.4	6.1	21.6	21.9
碳水化合物(g)	31.7	35.7	30.1	36.9	17.3	22.5	36.8
胡萝卜素(μg)	1640	100	20	50	240	1370	—
维生素 B1(mg)	0.10	0.17	0.19	0.05	0.01	0.27	0.23
维生素 B2(mg)	1.10	0.44	1.26	0.25	0.10	1.02	—
烟酸(mg)	30.7	2.5	20.5	5.3	0.8	7.3	—
维生素 C(mg)	5	—	5	—	—	2	—
维生素 E(mg)	6.18	11.3	0.66	1.26	0.85	1.82	21.7
钙(mg)	127	247	83	36	348	264	875
铁(mg)	—	97.4	10.5	4.1	4.7	54.9	99.3
锰(mg)	1.53	8.86	5.47	0.17	1.14	4.32	3.51
锌(mg)	6.26	3.18	8.57	3.03	0.65	2.47	1.67
铜(mg)	1.05	0.32	1.03	0.08	0.14	1.68	0.72
硒(μg)	39.2	3.72	6.42	2.95	5.84	7.22	7.45

（二）蔬菜的合理利用

1. 蔬菜的合理选择

蔬菜含丰富的维生素。除维生素 C 外，一般叶部的维生素含量比根茎部高，嫩叶比枯叶高，深色的菜叶比浅色的高。因此在选择时，应注意选择新鲜、色泽深的蔬菜。

2. 蔬菜的合理加工

蔬菜所含的维生素和矿物质易溶于水，所以宜先洗后切，以减少蔬菜与水和空气的接触面积，避免损失。洗好的蔬菜放置时间不宜过长，以避免维生素被氧化破坏，尤其要避免将切碎的蔬菜长时间地浸泡在水中。烹调时要尽可能做到急火快炒。有实验表明，蔬菜煮 3 分钟，其中维生素 C 损失 5%，煮 10 分钟损失达 30%。为了减少损失，烹调时加少量淀粉，可有效保护维生素 C 不被破坏。

3. 菌藻类食物的合理利用

菌藻类食物除了提供丰富的营养素外，还具有明显的保健作用。研究发现，蘑菇、香菇和银耳中含有多糖物质，具有提高人体免疫功能和抗肿瘤的作用。香菇中所含的香菇嘌呤，可抑制体内胆固醇的形成和吸收，促进胆固醇的分解和排泄，有降血脂的作用。黑木耳可以抗血小板聚集和降低血凝，减少血液凝块，防止血栓形成，有助于防治动脉粥样硬化。海带因含有大量的碘，在临床上常用来治疗缺碘性甲状腺肿大。海带中的褐藻酸钠盐，有预防白血病和骨癌的作用。

在食用菌藻类食物时，应注意食品卫生，防止食物中毒。如银耳易被酵米面黄杆菌污染，食入被污染的银耳，可发生食物中毒。食用海带时，应注意用水洗泡，因为海带中含砷较高，每公斤可达 35～50 毫克，大大超过国家食品卫生标准(0.5 毫克/千克)。

二、水果类

水果类可分为鲜果、干果和野果。水果与蔬菜一样，主要提供维生素和矿物质。水果也属碱性食品。

（一）鲜果及干果类

鲜果种类很多，主要有苹果、橘子、桃、梨、杏、葡萄、香蕉和菠萝等。鲜水果和蔬菜一样，主要提供维生素和矿物质。其中含胡萝卜素最高的水果为柑、橘、杏和鲜枣；含维生素 C 丰富的水果有鲜枣、草莓、橙桔、猕猴桃（新西兰奇异果）、柠檬、山楂和柿子等。含胡萝卜素丰富的水果有芒果、柑、橘、杏、和鲜枣。含铁丰富的水果有桃和李子等。

干果是新鲜水果经过加工晒干制成的，如葡萄干、杏干、蜜枣和柿饼等。由于加工的影响，维生素损失较多，尤其是维生素 C。但干果便于储运，并别具风味，有一定的食用价值。

（二）深色蔬果的抗氧化

蔬菜和水果呈现深色，是因为它们吸收了大量的太阳能量而形成的。这类蔬果富含维生素 C 和胡萝卜素，具有很强的抗氧化作用。所以，要想从饮食中获得充足的抗氧化剂，就要多食用深色的水果和蔬菜。

三、植物化学物质

（一）植物化学物质的作用

随着营养科学的发展，在食物中，发现了数百种必需营养素以外的化学物质，由于这些化学物质多来源于植物，故泛称植物化学物质。

研究结果表明，植物化学物质具有多种生理功能，主要表现在以下几个方面：抗氧化作用、调节免疫力、抑制肿瘤、抗感染、降低胆固醇和延缓衰老等。因此它具有保护人体健康和预防心血管疾病和癌症等多种慢性疾病的作用。

（二）食物中的植物化学物质

1. 萜类化合物

主要在柑橘类水果(特别是果皮精油)、食品调料、香料、植物油和黄豆中含量丰富。

2. 有机硫化合物

多存在于西兰花、卷心菜、甘蓝等十字花科蔬菜和葱、蒜中。

3. 类黄酮

在柑橘类、苹果、梨、红葡萄、樱桃、黑莓、桃、杏等水果和胡萝卜、芹菜、西红柿、菠菜、洋葱、西兰花、莴苣、黄瓜等蔬菜，以及谷物、豆类、茶叶、葡萄酒、咖啡豆和可可豆中含量较多。

4. 植物多糖

按其来源可分为香菇多糖、银耳多糖、甘薯多糖和枸杞多糖等，在菌藻类中含量较多。

第四节 畜禽肉类

畜禽肉则是指畜类和禽类的肉，前者指猪、牛、羊、兔、马、骡、驴和骆驼等牲畜的肌肉、内脏及其制品；后者包括鸡、鸭、鹅、火鸡、鹌鹑、鸵鸟和鸽等的肌肉、内脏及其制品。畜禽肉的营养价值较高，饱腹作用强，可加工烹制成各种美味佳肴，是一种食用价值很高的食物。

一、畜禽肉的主要营养价值

（一）蛋白质

畜禽肉中的蛋白质含量为 $10\%\sim20\%$，多为完全蛋白质，因动物的种类、年龄、肥瘦程度以及部位而异。在畜肉中，猪肉的蛋白质含量平均在 13.2% 左右；牛肉高达 20%；羊肉介于猪肉和牛肉之间；兔肉、马肉、鹿肉和骆驼肉的蛋白质含量也高达 20% 左右；狗肉约 17%。在禽肉中，鸡肉的蛋白质含量较高，约为 20%；鸭肉约为 16%；鹅肉约为 18%；鹌鹑的蛋白质含量也高达 20%。

畜禽肉的蛋白质为完全蛋白质，含有人体必需的各种氨基酸，并且必需氨基酸的构成比例接近人体需要，因此易被人体充分利用，营养价值高，属于优质蛋白质。

畜禽的皮肤和筋腱含蛋白质较高，约为 35％～40％。其中绝大部分为胶原蛋白和弹性蛋白。如猪皮含蛋白质28％～30％，其中 85％是胶原蛋白。但由于胶原蛋白和弹性蛋白缺乏色氨酸和蛋氨酸等人体必需的氨基酸，故为不完全蛋白质。因此以猪皮和筋腱为主要原料的食品，如膨化猪皮、猪皮冻、蹄筋等，其营养价值较低，需要和其他食物配合食用，补充必需的氨基酸。

畜血血浆蛋白质含有 8 种人体必需的氨基酸和组氨酸，营养价值高，其赖氨酸和色氨酸含量高于面粉，可以作为蛋白强化剂添加在各种食品和餐菜中。

小贴士：在陕西的长武县有一种小吃叫血条子，是用猪血或鸡血与面粉调和压成面条状，蒸熟晾干做成的。食用时，用高汤（鸡汤或其他肉汤）配豆腐、葱等蔬菜做成汤料浇在血条上。这种吃法比吃白面条的营养要高很多，不但提高了食物蛋白质的营养价值，而且同时补充了人体需要的铁等多种维生素和矿物质。

（二）脂肪

脂肪含量因动物的品种、年龄、肥瘦程度、部位等不同有较大差异，低者为 2％，高者可达 89％以上。在畜肉中，猪肉的脂肪含量最高，羊肉次之，牛肉最低。例如：猪瘦肉中的脂肪含量为 6.2％，羊瘦肉为 3.9％，而牛瘦肉仅为 2.3％。兔肉的脂肪含量也较低，为 2.2％。在禽肉中，火鸡和鹌鹑的脂肪含量较低，在 3％以下；鸡和鸽子的脂肪含量类似，在 14%～17%之间；鸭和鹅的脂肪含量达 20%左右。

畜肉的脂肪组成以饱和脂肪酸为主，禽肉脂肪含有较多的亚油酸。胆固醇含量在瘦肉中较低，每 100 克中含 70 毫克左右。肥肉比瘦肉高 90%左右，内脏中更高，一般约为瘦肉的 3～5 倍。脑中胆固醇含量最高，每 100 克可达 2000 毫克以上。

必需脂肪酸的含量与组成是衡量食物油脂营养价值的重要方面。动物脂肪所含必需脂肪酸含量明显低于植物油脂，因此其营养价值低于植物油脂。在动物脂肪中，禽类脂肪所含必需脂肪酸的量高于家畜脂肪；家畜脂肪中，猪脂肪的必需脂肪酸含量又高于牛、羊等反刍动物的脂肪。总的来说，禽类脂肪的营养价值高于畜类脂肪。因此老年人及心血管疾病患者宜选用禽肉。

（三）维生素

畜禽肉可提供多种维生素，主要以 B 族维生素和维生素 A 为主。内脏中维生素的含量比瘦肉中多，其中肝脏的含量最为丰富，特别富含维生素 A 和维生素 B2。维生素 A 的含量以牛肝和羊肝为最高，维生素 B2 的含量则以猪肝中最丰富。禽肉还含有较多的维生素 E。

（四）矿物质

畜禽肉中矿物质的含量一般为 0.8%～1.2%，瘦肉中的含量高于肥肉，内脏高于瘦肉。铁的含量为 5 毫克/100 克左右，以猪肝最丰富。畜禽肉中的铁主要以血红素形式存在，消化吸收率很高。内脏还含有丰富的锌和硒。牛肾和猪肾的硒含量是其他一般食品的数十倍。此外，畜禽肉还含有较多的磷、硫、钾、钠、铜等。钙的含量虽然不高，但吸收利用率很高。

禽类的肝脏中富含多种矿物质，且平均水平高于禽肉。肝脏和血液中铁的含量十分丰富，高达 10～30 毫克/100 克，可称为铁的最佳膳食来源。禽类的心脏和胗也是含矿物质非常丰富的食物。

二、合理食用畜禽肉

畜禽肉的蛋白质营养价值较高，含有较多的赖氨酸，宜与谷类食物搭配食用，以发挥蛋白质的互补作用。为了充分发挥畜禽肉的营养作用，还应注意将畜禽肉分散到每餐膳食中，防止集中食用。

畜肉的脂肪和胆固醇含量较高，脂肪主要由饱和脂肪酸组成，食用过多易引起肥胖和高脂血症等疾病，因此膳食中的比例不宜过多。但是禽肉的脂肪含不饱和脂肪酸较多，因此老年人及心血管疾病患者宜选用禽肉。内脏含有较多的维生素、铁、锌、硒和钙，特别是肝脏，维生素 B2 和维生素 A 的含量丰富，因此宜经常适量食用。

第五节　蛋类及蛋制品

蛋类包括鸡蛋、鸭蛋、鹅蛋、鹌鹑蛋、鸽蛋、鸵鸟蛋、火鸡蛋和海鸥蛋及其加工制成的咸蛋、松花蛋等。蛋类的

营养素含量不仅丰富，而且质量也很好，是一类营养价值
较高的食品。

一、蛋类的主要营养价值

虽然蛋的微量营养成分受到品种、饲料、季节等多方
面因素的影响，但蛋中大量营养素含量基本稳定，各种蛋
的营养成分有共同之处。

（一）蛋白质

蛋类中蛋白质的含量一般在 10％以上。全鸡蛋蛋白
质的含量为 12％左右，其中，在蛋清中的含量为 10 ％左
右。在蛋黄中的含量为 15％左右。加工成咸蛋或松花蛋
后，变化不大。鸭蛋的蛋白质含量与鸡蛋类似。

蛋类中蛋白质的氨基酸组成与人体需要最为接近，
无论是蛋清还是蛋黄，人体的利用率可达 95％以上，是
天然食物中最优良的蛋白质。此类蛋白质中赖氨酸和蛋
氨酸含量较高，与谷类和豆类食物混合食用，能有效弥补
其赖氨酸和蛋氨酸的不足。

小贴士：鲜鸡蛋蛋清的加热凝固温度为 62～64℃，
蛋黄为 68～72℃。生蛋清中因含有抗胰蛋白酶活性抑制
剂，使其消化吸收率仅为 50％左右。烹调后可使各种抗
营养因素完全失活，消化率达 96％。因此鸡蛋烹调时应
使其蛋清完全凝固后食用。但是不宜过度加热，否则会使
蛋白质过分凝固，甚至变硬变韧，形成硬块，反而影响食
欲及消化吸收。

（二）脂肪

蛋清中含脂肪极少，98％的脂肪存在于蛋黄当中。蛋黄中的脂肪几乎全部以与蛋白质结合的良好乳化形式存在，因而消化吸收率高。

1. 鸡蛋中的脂肪

鸡蛋黄中脂肪含量约为28％～33％，其中，中性脂肪含量占65％左右，磷脂占30％～33％，胆固醇占4％～5％，还含有微量的脑苷脂类。蛋黄中性脂肪的脂肪酸中，以单不饱和脂肪酸油酸最为丰富，约占50％左右，亚油酸约占10％，其余主要是硬脂酸、棕榈酸和棕榈油酸，也含有微量花生四烯酸。

2. 蛋黄中的磷脂

蛋黄是人体所需磷脂的极好来源，它所含的磷脂包括卵磷脂、脑磷脂和神经鞘脂。各种禽蛋的蛋黄中总磷脂含量相似。卵磷脂是一种乳化剂，能使胆固醇和脂肪的颗粒变小，利于组织的利用，所以具有降低血胆固醇等作用。磷脂消化后释放出胆碱，胆碱通过血液很快进入大脑，研究表明，含胆碱的食物对增进人的记忆大有好处。

3. 蛋黄中的胆固醇

胆固醇含量极高，主要集中在蛋黄，其中鹅蛋黄含量最高，每100克中达1696毫克，是猪肝的7倍、肥猪肉的17倍，加工成咸蛋或松花蛋后，胆固醇含量无明显变化。

小贴士：一个中等鸡蛋（约50克）含胆固醇在300毫克左右，中国居民膳食参考摄入量，为每人每天小于300

毫克，而大量食用是引起高血脂、动脉粥样硬化、冠心病等疾病的危险因素。据研究，由于蛋黄中的磷脂有乳化胆固醇的作用，每人每日吃1～2个鸡蛋，对血清胆固醇水平既无明显影响，又可发挥其营养作用。

（三）维生素和矿物质

蛋中的维生素和矿物质含量十分丰富，且较为齐全。维生素和矿物质在蛋清部分含量极少，基本存在于蛋黄中。它们包括所有B族维生素、维生素A、D、E、K及微量的维生素C，磷和钙最为丰富，分别为240毫克/100克和112毫克/100克，还有铁、硫、镁、钾、钠等。所以，蛋类是人体所需营养的重要来源之一。蛋类的主要营养素含量见表4-5-1。

表4-5-1 蛋类的主要营养素含量（每100克）

食物名称	蛋白质(g)	脂肪(g)	碳水化合物(g)	维A(µg)	维B1(mg)	维B2(mg)	烟酸(mg)	维E(mg)	钙(mg)	铁(mg)	锌(mg)	磷(mg)	硒(µg)
鸡蛋(白皮)	12.7	9.0	1.5	310	0.09	0.31	0.2	1.23	48	2.0	1.00	176	16.55
鸡蛋白	11.6	0.1	3.1	微量	0.04	0.31	0.2	0.01	9	1.6	0.02	18	6.97
鸡蛋黄	15.2	28.2	3.4	438	0.33	0.29	0.1	5.06	112	6.5	3.79	240	27.01
鸭蛋	12.6	13.0	3.1	261	0.17	0.35	0.2	4.98	62	2.9	1.67	226	15.68
鸭蛋白	9.9	微量	1.8	23	0.01	0.07	0.1	0.16	18	0.1	—	—	4.00
鸭蛋黄	14.5	33.8	4.0	1980	0.28	0.62	—	12.72	123	4.9	3.43	55	25.00
松花蛋(鸡)	14.8	10.6	5.8	310	0.02	0.13	0.2	1.06	26	3.2	2.73	263	44.32
松花蛋(鸭)	14.2	10.7	4.5	215	0.06	0.18	0.1	3.05	63	3.3	1.48	165	25.24
咸鸭蛋	12.7	12.7	6.3	134	0.16	0.33	0.1	6.25	118	3.6	1.74	231	24.04
鹅蛋	11.1	15.6	2.8	192	0.08	0.30	0.4	4.50	34	4.1	1.43	130	27.24

二、与鸡蛋相关的生活常识

在 0℃ 保存鸡蛋一个月，对维生素 A、维生素 D、维生素 B1 无影响，但维生素 B2、烟酸和叶酸分别有 14％、17％ 和 16％ 的损失。

煎鸡蛋和烤蛋中的维生素 B1、维生素 B2 损失率分别为 15％ 和 20％，而叶酸损失率最大，可达 65％。煮鸡蛋几乎不引起维生素的损失。

散养禽类摄入含类胡萝卜素的青饲料较多，因而蛋黄颜色较深；集中饲养的鸡饲料当中含有丰富的维生素 A，但因为缺乏青叶类饲料，故蛋黄颜色较浅，但其维生素 A 含量通常高于散养鸡蛋。为了提高鸡蛋的感官性状，目前也使用一些合成类胡萝卜素添加饲料，令蛋黄着色。

第六节　乳类及其制品

乳类是指动物的乳汁，我们经常食用的是牛奶和羊奶。乳类经浓缩、发酵等工艺可制成奶制品，如奶粉、酸奶和炼乳等。乳类及其制品具有很高的营养价值，不仅是婴儿的主要食物，也是老弱病患者的营养食品。

乳类及其制品几乎含有人体需要的所有营养素，除维生素 C 含量较低外，其他营养素含量都比较丰富，且容易消化吸收，是营养价值非常高的保健食品，其营养成分详见表 4-6-1。

表 4-6-1　乳类及其制品的营养成分（每 100 克）

食物名称	蛋白质(g)	脂肪(g)	碳水化合物(g)	维 A(μg)	维 B1(mg)	维 B2(mg)	烟酸(mg)	维 E(mg)	钙(mg)	铁(mg)	锌(mg)	磷(mg)	硒(μg)
牛乳	3.0	3.2	3.4	24	0.03	0.14	0.1	0.21	104	0.3	0.42	73	1.94
羊乳	1.5	3.5	5.4	84	0.04	0.12	2.1	0.19	82	0.5	0.29	98	1.75
酸乳	2.5	2.7	9.3	26	0.03	0.15	0.2	0.12	118	0.4	0.53	85	1.71
甜炼乳	8.0	8.7	55.4	41	0.03	0.16	0.3	0.28	242	0.4	1.53	200	3.26
全脂奶粉	20.1	21.2	51.7	141	0.11	0.73	0.9	0.48	676	1.2	3.14	469	11.8

一、乳类的营养价值

　　牛乳中的蛋白质含量比较恒定，约在 3.0％左右，人乳为 1.25％。传统上将牛乳蛋白质划分为酪蛋白和乳清蛋白两类。酪蛋白约占牛乳蛋白质的 80％，乳清蛋白约占总蛋白质的 20％。牛乳蛋白质为优质蛋白质，生物价为 85，容易被人体消化吸收；牛乳中的脂肪约占 3.5％～4.2％，也很容易被人体吸收；牛乳中的碳水化合物含量为 4.6％～5.1％，比人乳少，大部分是乳糖，能够调节胃酸、促进胃肠蠕动，对婴儿有益。但有些人不能消化乳糖，喝牛奶后容易腹胀、腹泻；牛奶中矿物质比较丰富，特别富含钙、磷和钾，是人体钙的良好来源，但是铁的含量很少；牛奶中几乎含有人体需要的各种维生素，但含量受乳牛的饲养条件、季节影响。总之，乳类确实是营养全面的食物。

　　羊奶的蛋白质含量为 1.5％，低于牛乳；蛋白质当中酪蛋白的含量较牛奶略低，但更容易消化。婴儿对羊奶的消化率可达 94％以上。牦牛奶和水牛奶的蛋白质含量明显高于普通牛奶，在 4％以上。

　　小贴士：一杯牛奶（250 毫升），除了提供 7 克优质的蛋白、5 克脂肪和 14 克碳水化合物外，还可提供 350 毫克的钙，约占到成年人每日钙的推荐摄入量（800 毫克）的一半。

二、酸奶的营养价值

　　酸奶是以优质的鲜牛奶为原料，经杀菌后加入活性乳酸菌发酵制成。它不仅保留了牛奶原有的营养价值，而且经发酵后，提高了蛋白质、脂肪及钙、磷、铁等的吸收率。还使叶酸含量增加了 1 倍，胆碱也明显增加。乳酸菌进入肠道可抑制一些腐败菌的生长，调整肠道菌群，防止腐败胺类对人体的不良作用。牛奶经乳酸菌发酵后乳糖减少，使乳糖酶活性低的成人易于接受。

三、奶酪的营养价值

　　奶酪又称干酪，是在原料乳中加入适当量的乳酸菌发酵剂或凝乳酶，使蛋白质发生凝固，并加盐，压榨排除乳清之后的产品。制作 1kg 的奶酪大约需要 10 kg 的牛乳。奶酪含有丰富的营养成分，奶酪的蛋白质、脂肪、钙、维生素 A、维生素 B2 是鲜奶的 7 倍～8 倍。在奶酪生产中，大多数乳糖随乳清排出，余下的也都通过发酵作用生成了乳酸，因此奶酪是乳糖不耐症和糖尿病患者可供选择的奶制品之一。

第七节 水 产 类

水产类种类繁多，包括鱼类、虾、蟹、贝类和海参等水产品，是一类营养价值较高的优质食物。尤其是鱼类，在全世界就有 2.5 万～3.0 万种，作为优质蛋白、脂肪和脂溶性维生素的来源，在我国居民的膳食中，历来占有相当重要的地位。

一、鱼类的主要营养成分

鱼类是优质蛋白的良好来源，含量为 15%～20%，其中必需氨基酸含量丰富，利用率可达 85%～90%；鱼类的脂肪含量不高为 3%～5%，但多不饱和脂肪酸的含量高达 70%～80%，消化吸收率达 95%，对防治动脉硬化和冠心病有明显的效果；鱼肉中含有多种矿物质，其中锌的含量极为丰富，此外，钙、钠、氯、钾和镁等含量也较多，其中钙的含量多于禽肉；鱼肉中除了含有 B 族维生素 B1、B2、烟酸、B12 外，鱼油里还含有维生素 A、D，鱼肝油里含的更高，为其他肉类所不及。

二、鱼类中的 ω-3

鱼类中的 ω-3 不饱和脂肪酸存在于鱼油中，主要是二十碳五烯酸（EPA）和二十二碳六烯酸（DHA）。EPA 与 DHA 的研究起源于 20 世纪 70 年代流行病学调查。调查中发现，爱斯基摩人通过吃生鱼摄取大量 EPA 与 DHA，其心血管发病率远低于丹麦人；研究还发现，EPA 具有抑制血小板形成的作用；另外，EPA 与 DHA 不仅可以降低低密度脂蛋白、升高高密度脂蛋白，还具有抗癌作用。

三、鱼类中的维生素 D

据说北极居民虽然生活在缺少阳光的地区，但是很少有人患佝偻病和骨质软化病，其原因是他们的膳食中有大量的鱼类食物，从中获得充足的抗佝偻病的维生素 D。

四、鱼类的合理利用

（一）防止腐败变质

鱼类因水分和蛋白质含量高，结缔组织少，较畜禽肉更易腐败变质，产生的脂质过氧化物，对人体有害。一般采用低温或食盐来抑制组织蛋白酶的作用和微生物的生长繁殖，来防止腐败变质。

（二）防止食物中毒

有些鱼含有极强的毒素，如河豚，虽然其肉质细嫩、味道鲜美，但其卵、卵巢、肝脏和血液中含有极毒的河豚毒素，若不会加工处理，可引起急性中毒而死亡。故无经验的人，千万不要"拼死吃河豚"。

小贴士：海鲜虽然营养丰富，但不能大量食用。过量食用海鲜容易造成脾胃受损，引发胃肠道和消化系统等疾病，出现过敏、腹胀、腹痛、呕吐等现象，重者还容易发生中毒。螺贝蟹类海鲜含有很高的胆固醇，故胆固醇和血脂偏高的人要少吃。

第八节　酒、茶类

一、酒

酒有着悠久的历史渊源，我国和古埃及至少有 5000 年的酿造饮用历史。酒和人类的社会、文化和生活密切交融，形成了独特的酒文化。

（一）酒的分类

酒类品种繁多，分类方法也不一致，一般按酿造方法、酒度、原料来源、总糖含量、香型、色泽、曲种等进行分类。

（1）按酿造方法可分为发酵酒、蒸馏酒和配制酒。

① 发酵酒（酿造酒）：如黄酒、葡萄酒、啤酒、果酒、马奶酒等。此类酒的特点是酒度低，一般在 3%～18%（v/v）之间。酒中除酒精以外，富含糖、氨基酸、多肽、有机酸、维生素、核酸和矿物质等营养物质。由于营养成分丰富，所以保质期短，不宜长期贮存。

② 蒸馏酒：此类酒的特点是酒精含量高，一般在 30%（v/v）以上。酒中除了含有一些易挥发的醇类、酯类、醛酮类、挥发酸类等几乎不含人类必需的营养成分。中国白酒、威士忌、伏特加、白兰地、金酒、朗姆酒号称世界六大蒸馏酒。

③ 配制酒：我国的配制酒分为露酒和调配酒两类。

我国著名的露酒有竹叶青、红茅药酒，蛇酒、鹿心血酒、麝香酒、参茸酒等。鸡尾酒则是典型的调配酒。此类酒酒精浓度通常介于发酵酒和蒸馏酒之间，一般在 18％～38％（v/v），个别品种更低或更高。

（2）按酒度可分为低度酒、中度酒和高度酒。如以％（v/v）为酒度，即每 100 毫升酒中含有纯酒精的毫升数。

① 低度酒：乙醇含量在 20％（v/v）以下的酒类，发酵酒均在此类，某些配制酒也在此类。

② 中度酒：乙醇含量 20％～40％（v/v）的酒类，多数配制酒均在此范围。

③ 高度酒：乙醇含量在 40％（v/v）以上的酒类，各种蒸馏酒均属此类，某些配制酒也在此类。

（3）按原料可分为白酒、黄酒和果酒。

（4）按总糖（以葡萄糖汁）含量可分为干型、半干型、半甜型、甜型、浓甜型（如蜜酒）。

（5）按香型分类。

中国白酒有四种基本香型：以茅台酒为代表的茅香型（又称酱香型）；以泸州老窖和五粮液为代表的泸香型（又称浓香型）；以汾酒为代表的汾香型（又称清香型）；以桂林三花酒为代表的米香型。除上述四种基本香型外，近几年被认定的还有：以董酒为代表的药香型；以西凤酒为代表的凤香型；以江西四特酒为代表的特香型等等。

（二）酒的能量

每克乙醇可提供 29.2 千焦（7 千卡）的能量，远高于同质量的碳水化合物和蛋白质的能量值。酒提供能量的多少主要取决于酒所含乙醇的量。

（三）液体乙醇含量与人体症状的关系

血液中的乙醇浓度在饮酒后 1～1.5 小时达最高峰，以后逐渐下降。分布在全身各组织中的乙醇，大部分（约90%）在肝脏中被氧化分解。只有很少一部分在其他组织中分解，约 10% 的乙醇直接从肺呼出或从尿中排出。如乙醇在每 100 毫升血液内含量 40 毫克以下时，尿及脑脊液中含量未见明显变化，超过 40 毫克以上，尿及脑脊液皆含有大量乙醇，就会对身体产生不良影响。液体乙醇的含量与人体症状的关系见表 4-8-1。

表 4-8-1　液体乙醇的含量与人体症状的关系

体液乙醇含量(mg/100ml)			发 生 症 状
血液	尿液	脑脊液	
20			头胀、愉快而健谈
40	100		精神振作、说话流利、行动稍笨、手微震颤
60～80	100	70～90	谈话絮絮不休、行动笨拙
80～100	100	100～120	情感冲动、自言自语、反应迟钝、步履蹒跚
120～160	135～250	130～175	倦睡、呈明显酒醉状态
200～400	250～500	220～440	意识朦胧、言语含糊，大多数呈木僵状
400～500	500～700	450～550	深度麻醉，少数死亡

由上表可见，血液中酒精浓度在 40 毫克/100 毫升以下，对神经有一定的兴奋作用。若达到 100 毫克/100 毫升以上则可有明显的抑制甚至麻醉作用，故应避免醉酒。另外，少数人对酒会产生过敏反应，应当避免饮酒。

小贴士：喝酒前先垫个底。选用蛋白食物、碱性食物、碳水化合物类食物和富含维生素的食物充实你的胃，这样可以在酒精入胃后，降低胃的不适感和对胃及肝脏的伤害。

二、茶

茶是世界三大饮料之一。追本溯源，茶已有数千年的历史。中国是茶树的原产地。我国的茶区东起台湾基隆，南沿海南琼崖，西至西藏察隅河谷，北达山东半岛，共有 19 个省上千个县（市）。不同地区，生长着不同类型和不同品种的茶树。

（一）茶叶的分类

茶叶品类的划分尚无规范化的方法，以茶叶加工过程中发酵程度的不同，分为发酵茶，半发酵茶和不发酵茶；也有以采制工艺和茶叶品质特点为主，结合其他条件划分为绿茶、红茶、乌龙茶、白茶、花茶和黑茶和再加工茶。其中绿茶属不发酵茶，如陕青、滇青等；红茶属发酵茶，如普洱茶；乌龙茶属半发酵茶，如铁观音、台湾的冻顶乌龙等。

（二）茶的保健作用

在我国饮茶至少有 3000 多年的历史，自古就有饮茶健身的记载。李时珍的《本草纲目》中载"茶苦而寒,阴之阳,沉也降也,最能降火,火为百病,火降则上清矣"。现代科学研究发现,茶的营养成分多达300多种,如茶碱、可可碱、粗纤维、胶质、叶绿素、维生素A、B族维生素、维生素C、以及少量的多种氨基酸、大量的钾、镁、钙、磷和各种微量元素,还含有具有芦丁活性的茶丹宁,都是对人体有益的营养物质,并具有抗老延年、抗突变、抑癌、降血压、消炎、杀菌等功效。

1. 预防肿瘤

我国研究证实,常饮绿茶者食管癌发生率减少50%,患胃癌危险性降低20%~30%,胰腺癌和直肠癌发生的危险性降低40%,结肠癌减少20%,肺癌发生危险性降低近40%,而且随饮茶量的增多癌症发生率还在下降。还有研究报道,常饮绿茶有显著降低肝癌死亡率的作用,而饮用各种茶都能降低吸烟所致的氧化损伤和DNA损伤。试验结果表明,茶的各种成分均能显示出不同程度的防癌抗癌效果。根据作用强度和在茶叶中的含量,主要有效成分为茶多酚及儿茶素单体和茶色素。

2. 预防心血管疾病

体外试验证明,绿茶提取物具有良好的抗血凝、促纤维蛋白原溶解和显著的抑制血小板聚集的作用,从而可以帮助抑制主动脉及冠状动脉内壁粥样硬化斑块的形成,达到防治心血管疾病的目的。

临床研究还表明,乌龙茶可以防止红细胞聚集、降低血液黏度、降低红细胞沉积等作用，并能降低毛细血管脆性，改善血液流动，防止血栓形成，具有活血化淤的良好作用；流行病学调查也证明，饮绿茶者血胆固醇低密度脂蛋白明显低于不饮茶者，因此饮茶对心血管疾病有一定的预防作用。

3. 抑菌、消炎、解毒和抗过敏

茶多酚具有广谱抗菌作用，并有极强的抑菌能力，且不会产生抗药性。茶多酚可预防龋齿，长期饮茶者患龋齿率较不饮茶或少饮茶者低。在儿童中进行的试验证明，每天早晨用绿茶茶汤刷牙，两学期后患龋齿的儿童人数较对照组减少 70%。

4. 其他作用

茶叶所含的咖啡因能促进人体血液循环、兴奋中枢神经及强心利尿；所含的茶多糖有降血糖、降血脂、提高机体免疫力、抗辐射、抗凝血及抗血栓等功能。所含的芳香族化合物能溶解脂肪，去腻消食；所含的单宁酸可抑制细菌生长及肠内毒素的吸收，可用于防治腹泻等。

（三）茶叶的合理利用

因茶叶含有咖啡因，故容易失眠的人睡前不宜饮浓茶。咖啡因能促进胃酸分泌，增加胃酸浓度，故患溃疡病的人饮茶会使病情加重。营养不良的人也不宜多饮茶，因茶叶中含茶碱和鞣酸，可影响人体对铁和蛋白质等的吸收，对缺铁性贫血患者尤其不宜。茶叶苦寒，宜喝热茶，喝冷茶会伤脾胃。体形肥胖者宜多饮绿茶，体质瘦弱者宜多饮红茶和花茶。夏季饮绿茶，可清热去火降暑；秋冬季节最好饮红茶，以免引起胃寒腹胀。青壮年时期，应该饮绿茶为佳；进入老年，因脾肾功能趋于衰退，故以饮红茶和花茶为宜。

泡茶水温要看泡饮什么茶而定。高级绿茶特别是各种芽叶细嫩的名茶，不能用 100 度的沸水冲泡，一般以80 度左右为宜。茶叶愈嫩、愈绿、冲泡水温越要低，这样泡出的茶汤一定嫩绿明亮，滋味鲜爽，茶叶中的维生素 C也较少被破坏。在高温下茶汤容易变黄，滋味变苦（茶中咖啡因容易浸出）。泡饮乌龙、普洱茶和沱茶，每次用茶量较多，且茶叶较粗老，必须用 100 度的滚开水冲泡。为了保持和提高水温，还要在冲泡前用开水烫热茶具，冲泡后在壶外淋开水。少数民族饮用砖茶，则要求水温更高，需将砖茶敲碎，放在锅中熬煮。一般来说泡茶水温愈高溶解度愈大，茶汤就愈浓。一般 60 度温水泡茶只相当于 100 度沸水浸出量的 45％～65％。

小贴士：茶中的氟元素能有效地防治龋齿，常用浓茶漱口还有预防口腔溃疡的功效。经常抽烟并发生口腔黏膜溃疡的人不妨试一试。

第五章

《中国居民膳食指南》概要

第一节　什么是《中国居民膳食指南》

　　近 10 年来，我国城乡居民的膳食状况明显改善，儿童青少年平均身高增加，营养不良患病率下降。但在贫困农村，仍存在着营养不足的问题。同时，我国居民膳食结构及生活方式也发生了重大变化，与之相关的慢性非传染性疾病，如肥胖、高血压、糖尿病、血脂异常等的患病率不断增高，已成为威胁国民健康的突出问题。为给居民提供最根本、准确的健康膳食信息，指导居民合理营养、保持健康，中国营养学会受卫生部委托于 2006 年成立了《中国居民膳食指南》修订专家委员会，对中国营养学会1997 年发布的《中国居民膳食指南》进行修订。经过多次论证、修改，并广泛征求相关领域专家、机构和企业的意见，最终形成了《中国居民膳食指南（2007）》（以下简称《指南》），于 2007 年 9 月由中国营养学会理事会扩大会议通过。

　　《指南》以最新的科学证据为基础，论述了当前我国居民的营养需要及膳食中存在的主要问题，建议实践平衡膳食获取合理营养的行动方案，对广大居民具有普遍的指导意义。

《指南》由一般人群膳食指南、特定人群膳食指南和中国居民平衡膳食宝塔三部分组成。一般人群膳食指南共有 10 条，适合于 6 岁以上的正常人群。和 1997 年膳食指南的条目比较，新指南增加了每天足量饮水，合理选择饮料，强调了加强身体活动、减少烹调用油和合理选择零食等内容。

特定人群膳食指南是根据各人群的生理特点及其对膳食营养的需要而制定的。特定人群包括孕妇、乳母、婴幼儿、学龄前儿童、儿童青少年和老年人群。其中 6 岁以上各特定人群的膳食指南是在一般人群膳食指南 10 条的基础上进行增补形成的。

为了帮助人们在日常生活中实践《指南》(2007) 的一般人群膳食指南的主要内容，专家委员会对 1997 年的《中国居民平衡膳食宝塔》(简称《膳食宝塔》)进行了修订，以便直观地告诉居民每日应摄入的食物种类、合理数量及适宜的身体活动量。新的膳食宝塔增加了饮水和身体活动的图像，以强调其重要性。另外，在膳食宝塔第五层增加了食盐的内容，进一步提醒消费者注意食盐的限量。在膳食宝塔的使用说明中增加了食物同类互换的品种，以便为居民合理调配膳食提供可操作性的指导。本章我们将以《指南》为基础，《膳食宝塔》为指导，利用大自然给予的食物，在实践平衡膳食，获取合理营养的同时，享受美食带来的快乐。

小贴士：合理营养是指从膳食中提供的种类齐全，数量充足，比例适当，且与人体需要保持平衡的营养。平衡膳食是从膳食方面来保证合理营养的需求，即在膳食中要考虑食物的营养成分，加工方法，而且还要注意食物在烹调过程中如何提高消化率和降低营养损失等问题。合理营养是健康的基础，平衡膳食又是合理营养的根本途径。

第二节　一般人群膳食指南

（一）食物多样，谷类为主，粗细搭配

人类的食物是多种多样的。各种食物所含的营养成分不完全相同。除母乳外，任何一种天然食物都不能提供人体所需的全部营养素。平衡膳食必须由多种食物组成，才能满足人体各种营养需要，达到合理营养、促进健康的目的，因而要提倡人们广泛食用多种食物。

谷类食物是中国传统膳食的主体，但随着生活水平的提高，人们倾向于食用更多的动物性食物，这种膳食提供的能量和脂肪过高，膳食纤维过低，对一些慢性病的预防非常不利。提倡以谷类为主的膳食模式，既能提供充足的能量，又可避免摄入过多的脂肪，有利于预防相关慢性病的发生。根据我国的膳食特点，碳水化合物提供的能量占总能量的 55％～65％，以此计算，一般成年人每天应摄入谷类食物 250～400 克。

提倡粗细搭配的意义：一方面可利用食物营养互补的作用，提高食物的营养价值。如谷类与杂豆类蛋白质互补，杂粮和杂豆给予精米和白面的膳食纤维、维生素和矿物质的弥补。另一方面是经常吃一些粗粮、杂豆和全谷类食物，有利于避免肥胖和糖尿病等慢性疾病。每天最好吃50～100克杂粮，如小米、玉米、荞麦、燕麦、小豆、绿豆和扁豆等。

小贴士：面包按用途可分为主食面包和点心面包；按质感可分为软质面包、脆皮面包、松质面包和硬质面包；按原料可分为白面包、全麦面包和杂粮面包。全麦面包是指用没有去掉麦麸皮和麦胚的全麦面粉制作的面包。它的特点是颜色微褐，肉眼能看到麦麸的小颗粒，质地比较粗糙，但有香气。由于它富含膳食纤维和B族维生素，所以，它的营养价值比白面包高。全麦中的膳食纤维，能够帮助人体清理肠道垃圾，延缓消化吸收进程，有利于预防肥胖。

（二）多吃蔬菜、水果和薯类

新鲜的蔬菜水果是人类平衡膳食的重要组成部分，也是我国传统膳食的重要特点之一。蔬菜和水果是维生素、矿物质、膳食纤维和植物化学物质的重要来源，水分多、能量低。薯类含有丰富的淀粉、膳食纤维以及多种维生素和矿物质。富含蔬菜、水果和薯类的膳食对保持身体健康，保持肠道正常功能，提高免疫力，降低患肥胖、糖尿病、高血压等慢性疾病的风险具有重要作用。所以近年来各国膳食指南都强调增加蔬菜和水果的摄入种类和数量。《指南》

推荐我国成年人每天吃蔬菜300克～500克，最好深色蔬菜约占一半，水果200克～400克。

深色蔬菜指深绿色、红色、橘红色、紫红色蔬菜，富含胡萝卜素尤其是β-胡萝卜素，也是中国居民维生素A的主要来源。此外，深色蔬菜还含有其他多种色素物质如叶绿素、叶黄素、番茄红素、花青素等，以及其中的芳香物质。它们赋予蔬菜特殊的丰富的色彩、风味和香气，有促进食欲的作用，并呈现出一些特殊的生理活性。

常见的深绿色蔬菜有菠菜、油菜、冬寒菜、芹菜叶、菇菜(空心菜)、莴笋叶、芥菜、西兰花、西洋菜、茼蒿、韭菜和萝卜缨等。常见的红色、橘红色、紫红色蔬菜有西红柿、红辣椒，胡萝卜、南瓜、紫甘蓝、茄子、海藻、菌类、黑木耳和海带等。

蔬菜与水果不能相互替换。尽管蔬菜和水果在营养成分和健康效应方面有很多相似之处，但它们毕竟是两类不同的食物。其营养价值各有特点。一般来说，蔬菜品种远远多于水果，而且多数蔬菜(特别是深色蔬菜)的维生素、矿物质、膳食纤维和植物化学物质的含量高于水果，故水果不能代替蔬菜。在膳食中，水果可补充蔬菜摄入的不足。水果中的碳水化合物、有机酸和芳香物质比新鲜蔬菜多，且水果食用前不用加热，其营养成分不受烹调因素的影响，故蔬菜也不能代替水果。所以，推荐每餐有蔬菜、每日吃水果。

小贴士：水果宜在饭后吃。研究指出，水果中含大量的果糖和葡萄糖，无需通过消化、分解，可以直接进入小肠被吸收，如果水果与正餐同时吃或餐后马上吃，水果可能被难以消化的食物堵在胃中，会因腐败而产生胀气，造成胃部不适。所以，水果不宜在饭后马上吃，而应在饭后半小时吃。

近年来，随着生活水平的改善，人们消费薯类减少，这是一种不好的趋势，对慢性病的预防不利，建议适当增加薯类的摄入。每周吃5次左右，每次摄入50克～100克。常见的薯类有红薯、马铃薯、木薯和芋薯等。薯类最好用蒸、煮、烤的方式来烹制，可以保留较多的营养素。尽量少用油炸方式。近几年，在人们的餐桌上出现了一种紫色的红薯。紫色红薯不同于一般的红薯品种，由于它含有丰富的花青素类色素、多糖、植物蛋白、维生素和矿物质等多种营养成分，所以具有清除自由基抗氧化、抗肿瘤、预防和治疗心血管疾病、抑菌等多种药用功能。据日本农产品检测中心分析：黑红薯（日本紫色红薯品种）中赖氨酸、铜、锰、钾、锌的含量是普通红薯的3～5倍，碘和硒的含量更是普通品种的20倍以上。

（三）每天吃奶类、豆类或其制品

奶类营养成分齐全，组成比例适宜，容易消化吸收。奶类除含丰富的优质蛋白质和维生素外，含钙量较高，且利用率也很高，是膳食钙质的极好来源。大量的研究表明，儿童青少年饮奶有利于其生长发育，增加骨密度，从而推迟其成年后发生骨质疏松的年龄；中老年人饮奶可以减少其骨质丢失，有利于骨健康。2002 年中国居民营养与健康状况调查结果显示，我国城乡居民钙摄入量仅为 389 毫克/标准人日，不足推荐摄入量的一半；奶类制品摄入量为 27 克/标准人日，仅为发达国家的 5% 左右。因此，大力提倡饮奶，是改善我国居民营养健康状况的重要举措之一。

《指南》建议每人每天饮奶 300 克或相当量的奶制品（每天饮奶 300 克，也仅仅达到世界的平均水平，仍低于美国推荐量的一半）。对于饮奶量更多或有高血脂和超重肥胖倾向者应选择减脂、低脂、脱脂奶及其制品。

大豆含丰富的优质蛋白质、必需脂肪酸、B 族维生素、维生素 E 和膳食纤维等营养素，且含有磷脂、低聚糖，以及异黄酮、植物固醇等多种植物化学物质。

大豆是重要的优质蛋白质来源。建议每人每天摄入 30 克～50 克大豆或相当量的豆制品。以所提供的蛋白质为计，40 克大豆分别约相当于 200 克豆腐、100 克豆腐干、30 克腐竹、700 克豆腐脑和 800 克豆浆。

小贴士：豆浆和牛奶不能相互替代。豆浆中蛋白质含量与牛奶相当，且易于消化吸收，其饱和脂肪酸、碳水化合物含量低于牛奶，也不含胆固醇，适合于老年人及心血管疾病患者饮用。豆浆中钙和维生素 C 含量远低于牛奶，锌、硒、维生素 A、维生素 B2 含量也比牛奶低。因此它们在营养上各有特点，不能相互替代，二者最好每天都饮用。

（四）常吃适量的鱼、禽、蛋和瘦肉

鱼、禽、蛋和瘦肉均属于动物性食物，是人类优质蛋白、脂类、脂溶性维生素、B族维生素和矿物质的良好来源，是平衡膳食的重要组成部分。动物性食物中蛋白质不仅含量高，而且氨基酸组成更适合人体需要，尤其富含赖氨酸和蛋氨酸，如与谷类或豆类食物搭配食用，可明显发挥蛋白质互补作用；鱼类脂肪含量一般较低，且含有较多的多不饱和脂肪酸，有些海产鱼类富含不饱和脂肪酸（二十碳五烯酸EPA和二十二碳六烯酸DHA），对预防血脂异常和心脑血管病等有一定作用。但动物性食物一般都含有一定量的饱和脂肪和胆固醇，摄入过多可能增加患心血管病的危险性，所以要适量。

目前我国部分城市居民食用动物性食物较多，尤其是食入的猪肉过多，应调整肉食结构，适当多吃鱼、禽肉，减少猪肉摄入。相当一部分城市和多数农村居民平均吃动物性食物的量还不够，应适当增加。推荐成人每日摄入量：鱼虾类50克～100克，畜禽肉类50克～75克，蛋类25克～50克。

小贴士：尽量少吃烤肉。因为烤肉时，温度可能超过200度。蛋白质在高热下营养价值降低，部分氨基酸发生异常交联，甚至发生降解。与此同时，蛋白质受到高热后可能产生致癌的杂环胺类物质，越是烤得焦的部位，这种致癌物质越多。当肉被烤焦，局部温度接近300度时，其中的脂肪还会产生大量的苯并芘类致癌物。如果非要吃，一定要提示商家要严格控制温度，避免烤焦。另外，在吃烤肉的同时，多吃一些新鲜的蔬菜，以获得尽可能多的抗氧化、抗癌物质，以及促进致癌物排出的膳食纤维，降低其伤害身体的程度。

（五）减少烹调油用量，吃清淡少盐膳食

烹调油是提供人们所需脂肪的重要来源，包括植物油和动物油。动物油含脂肪90％左右，还含有胆固醇，应该少吃。植物油一般含脂肪99％以上，不含胆固醇，且是我国居民维生素E的首要来源。

烹调油是提供能量的主要来源之一，同时还是必需脂肪酸亚油酸和亚麻酸的主要来源。亚麻酸在体内可以衍生出二十碳五烯酸（EPA）和二十二碳六烯酸（DHA）。这两种脂肪酸是保护视力和大脑发育等不可缺少的，长期缺乏对调节注意力和认知能力有不良影响。同时，这两种脂肪酸在体内具有降血脂、改善血液循环、抑制血小板凝集、阻抑动脉粥样硬化斑块和血栓形成的作用，对心血管疾病有良好的防治效果。

大豆油、花生油、菜籽油、玉米油、芝麻油和橄榄油等，由于脂肪酸构成的不同，又各具营养特点。橄榄油、茶籽油的单不饱和脂肪酸油酸的含量较高。玉米油、葵花子油则富含亚油酸。大豆油则富含两种必需脂肪酸—亚油酸和α-亚麻酸。此外，菜籽油，尤其是低芥酸菜籽油也富含单不饱和脂肪酸及亚油酸，还含有一定量的α-亚麻酸。由此看来，单一油种的脂肪酸构成不同，营养特点也不同，因此应经常更换烹调油的种类，食用多种植物油，也可以多种油混合吃。脂肪摄入过多是引起肥胖、高血脂、动脉

粥样硬化等多种慢性疾病的危险因素之一。膳食盐的摄入量过高与高血压的患病率密切相关。

2002 年中国居民营养与健康状况调查结果显示，我国城乡居民平均每天摄入烹调油 42 克，已远高于《中国居民膳食指南》的推荐量 25 克。每天食盐平均摄入量为 12 克，是我国膳食指南推荐量的 2 倍，是世界卫生组织建议值 5 克的 2.4 倍。同时相关慢性疾病患病率迅速增加。与 1992 年相比，成年人超重上升了 39%，肥胖上升了 97%，高血压患病率增加了 31%。食用油和食盐摄入过多是我国城乡居民共同存在的营养问题。

为此，建议我国居民应养成吃清淡少盐膳食的习惯，即膳食不要太油腻，不要太咸，不要摄食过多的动物性食物和油炸、烟熏、腌制食物。建议每人每天烹调油用量不超过 25 克～30 克；食盐摄入量不超过 6 克，包括酱油、酱菜、酱中的食盐量。

建议每人每天烹调油用量不超过 25 克～30 克的由来，是根据我国居民能量实际摄入计算的。一般成年人每日能量摄入量为 1800 千卡～2600 千卡，按脂肪提供的能量不超过 20%～30% 的上限计算，摄入脂肪应是 60 克～85 克。食物中脂肪的绝大部分来源于动物性食物、豆类、坚果和烹调油，目前我国城乡居民从动物性食物和豆类食品中摄入的脂肪已接近 40 克，以平衡膳食宝塔中 1800 千卡～2600 千卡能量水平以及各组中合理的动物性食物与豆类食品摄入量来计算，其脂肪摄入量为 30 克～50 克。只有通过烹调油摄入的脂肪量不超过 25 克或 30 克，才能符合膳食中脂肪提供能量为 25%～30% 的这个合理膳食的基本要求。如果食物中动物性脂肪的摄入量较低，可适当增加烹调油的摄入量。

小贴士：《指南》中食盐的推荐量是 6 克，世界卫生组织建议，正常成人每日摄入食盐量应控制在 5 克以下。对于患有癫痫、支气管炎、肾炎、高血压、冠心病、高血管和糖尿病等疾病的人，其食盐量还应该再少些。

我们国家食盐控制最好的地区在两广、福建、海南一带，平均每人每天摄入的食盐量是 6 克左右，刚刚达到世界卫生组织的要求。而到了江浙、上海一带，吃得还算比较淡，每人每天摄入量大概是 9 克左右，到了中部地区，北京、河南、河北、山东一带相对就多了，每人每天摄入量大约是 12 克左右，比两广那边高一倍。再到东北摄入量就到了 15 克左右，比世界卫生组织提出的摄入标准超出三倍，这样的情况容易引起高血压等疾病。

（六）食不过量，天天运动，保持健康体重

进食量和运动是保持健康体重的两个主要因素，食物提供人体能量，运动消耗能量。如果进食量过大而运动量不足，多余的能量就会在体内以脂肪的形式积存下来，增加体重，造成超重或肥胖；相反若食量不足，可能会由于能量不足引起体重过低或消瘦。体重过高和过低都是不健康的表现，易患多种疾病，缩短寿命。所以，应保持进食量和运动量的平衡，使体重维持在适宜范围内。成人的健康

体重是指体质指数(BMI)在18.5～23.9。

健康体重用国际通用的体质指数(BMI)来衡量,以权衡身高对体重的影响,BMI=体重(kg)/身高(m^2)。我国健康成年人的体质指数(BMI)在18.5～23.9为正常,小于18.5为消瘦,BMI在24～27.9者为超重,大于等于28者为肥胖。

理想体重的计算方法:理想体重(公斤)=身高(厘米)－105;正常体重=理想体重±10%;超出10%～20%为超重;超出20%为肥胖;低于10%～20%为偏瘦;低于20%为消瘦。

成年女子每日大约应该吃多少食物?中国居民平衡膳食宝塔中成年人平均能量摄入代表人群的平均水平。成年女子每天所需要的能量约为1800千卡,相当于每天摄入的食物量约为:谷类250克,蔬菜300克,水果200克,肉、禽和鱼虾100克,蛋类25克,豆和豆制品30克,奶和奶制品300克,油脂25克。对于具体每个人来讲,由于自身生理条件和日常生活工作的活动量不同,能量需要因人而异。体重是判定能量平衡的最好指标,每个人应根据自身体重及变化适当调整食物的摄入,同时应考虑增、减后各类食物的合理比例。

小贴士:肥胖是怎样炼成的?

我国居民超重和肥胖的发生率在逐年上升,其原因有两个:进食过量,缺少运动。膳食模式的改变,使高能量食物的消费大增;不吃早餐,晚餐过量;进食速度较快,或者经常暴饮暴食；宁肯吃的瞪眼，不能让剩饭占碗；电脑及电视机前进食过量的零食；还有频繁的晚宴都会造成进食过量，使多余的能量在体内转化为脂肪，是许多人发生肥胖的主要原因。随着社会进步，职业性体力劳动和家务性劳动量减轻，人们处于坐式的时间增加，如上班用电脑，在家看电视、假期网络游、下楼乘电梯、出门坐汽车，久而久之，造成脂肪堆积，形成肥胖。

目前我国大多数成年人体力活动不足或缺乏体育锻炼，应改变久坐少动的不良生活方式，养成天天运动的习惯，坚持每天多做一些消耗能量的活动。建议成年人每天进行累计相当于步行 6000 步以上的身体活动，如果身体条件允许，最好进行 30 分钟中等强度的运动。

6000 步＝基本活动 2 千步＋骑车 7 分钟（1000 步）＋拖地 8 分钟（1000 步）＋太极拳 8 分钟（1000 步）＋中速步行 10 分钟（1000 步）。

锻炼不能三天打鱼、两天晒网。停止经常的运动锻炼一段时间后，机体的血糖调节能力就会下降。几个月后心脏功能就会明显降低。切记，心血管病、糖尿病和癌症这些慢性病一般要经过 20 年以上的漫长发展过程，只有坚持锻炼，才能起到预防或延缓它们发生和发展的作用。已故的原国际奥委会主席萨马兰奇，享有 89 岁的高寿。他是个体育运动爱好者，即使在外访问时也闲不住，随身携带跳绳、橡皮条和哑铃三样健身器材，坚持运动。他多次来中国访问，有人看到他在酒店里赤臂短裤，跳绳不止。跳完绳又拿起橡皮条套在门上练臂力，接着又练哑铃。大家知道，跳绳运动能够很好地增强腿部的肌肉，增强大腿部的力量。橡皮条和哑铃运动能够锻炼手臂肌肉，同时使背部、腰部、臀部以及胸部都能得到很好地锻炼。我们不妨向萨马兰奇先生学习，确定自己方便锻炼的方式，并坚持下去。

（七）三餐分配要合理，零食要适当

健康的饮食行为是保证充足、均衡营养摄入的前提。我们应根据身体的生理需求，特别是消化系统的活动规律，并考虑日常生活、工作或学习等情况来安排一天的餐次和食用量。每天进餐的次数与间隔时间应根据消化系统的功能和食物从胃内排空的时间来确定。食物的物理性状和化学组成不同，排空的速度也不同。一般来讲，稀的、流体食物比稠的、固体食物排空快；小块食物比大块食物排空快。含碳水化合物多的食物在胃内停留的时间较短，而含蛋白质和脂肪多的食物停留较长，混合食物一般胃排空时间为 4～5 小时。因此，一日三餐中的两餐间隔以 4～6 小时为宜。

考虑日常生活习惯和消化系统生理特点，一日三餐的时间应相对规律。一般情况下，早餐安排在 6：30—8：30，午餐在 11：30—13：30，晚餐在 18：00—20：00 之间进行为宜；早餐所用时间以 15 分钟～20 分钟，午、晚餐以 30 分钟左右为宜，不宜过短，也不宜太长；进餐时间过短，不利于消化液的分泌及消化液和食物的充分混合，影响食物的消化，会带来胃肠不适；进餐时间太长，会不断地摄取食

物，引起食物摄取过量，增加消化系统的负担；进餐时应细嚼慢咽，不宜狼吞虎咽；不要暴饮暴食，不要经常在外就餐；要为自己和家人营造一个轻松愉快的就餐氛围。

一日三餐除了定时，还要定量。应将食物进行合理分配，通常以能量作为分配一日三餐进食量的标准。一般情况下，早餐提供的能量应占全天总能量的 30％，午餐占40％、晚餐占 30％左右为宜。三餐的比例和食物的用量可根据职业、劳动强度和生活习惯进行适当调整。

早餐要吃好。一日之计在于晨，早餐作为一天的第一餐，对健康状况，工作和学习效率至关重要。早餐距离前一晚餐的时间最长，一般在 12 小时以上，体内储存的糖原已消耗殆尽，应及时补充，以免出现血糖过低。血糖浓度低于正常值会出现饥饿感，大脑的兴奋性随之降低，反应迟钝，注意力不能集中，影响工作或学习的效率。早晨起床半小时后吃早餐比较适宜。

食物中的供能营养素是维持血糖水平的主要来源，蛋白质、脂肪和碳水化合物的供能比例接近 1∶0.7∶5 的早餐，能很好地发挥碳水化合物在餐后快速升血糖的作用，同时又利用了蛋白质和脂肪维持进餐 2 小时后血糖水平的功能，两者互补，使整个上午的血糖维持在稳定的水平，来满足大脑对血糖供给的要求，对保证上午的工作或学习效率具有重要意义。

早餐的食物应种类多样、搭配合理。可以根据食物种类的多少来快速评价早餐的营养是否充足。如果早餐中包括了谷类、动物性食物（肉类、蛋）、奶及奶制品、蔬菜和水果等 4 类食物，则为早餐营养充足；如果只包括了其中 3 类，则早餐的营养较充足；如果只包括了其中 2 类或以下则早餐的营养缺乏。

午餐要吃饱，午餐不仅要补充早餐后的消耗，还要保证下午持续活动的营养需要。宜以淀粉食物、脂肪、蛋白质混合食用，配蔬菜、瓜果佐餐。

晚餐吃少才好。晚餐所提供能量能满足晚间活动和睡眠的能量需要即可，一般情况下，人们在晚上活动量较少，能量消耗低。如果晚餐摄入食物过多，血糖和血中氨基酸的浓度就会增高，从而促使胰岛素分泌增加，多余的能量在胰岛素作用下合成脂肪储存在体内，会使体重逐渐增加，从而导致肥胖，还会增加患冠心病、高血压等疾病的危险性。此外，晚餐吃得过多，会加重消化系统的负担，使大脑保持活跃，导致失眠、多梦等。因此，晚餐一定要适量，以脂肪少、易消化的食物为宜。

如果需要晚上工作或学习到深夜，为了不影响工作或学习效率，可以加一杯牛奶、几片饼干，一块点心、一个水果，或一个煮鸡蛋等，补充一定的能量和营养。

吃饭要细嚼慢咽，吃一顿饭所用的时间，应该在 20～30 分钟左右。细嚼慢咽有助于减肥，其原因就在于食物进入人体后，体内的血糖会逐渐升高，当血糖升高到一定水平时，大脑食欲中枢就会发出停止进食的信号；相反若进食过快，血糖还来不及升高，大脑也来不及做出相应的反应，进食过程已经结束，当最终血糖增高，大脑发出停止进食信号时，人们往往早已摄入了过多的食物，并由此造成能量过剩，最终导致肥胖。

零食作为一日三餐之外的营养补充，可以合理选用。如花生、瓜子、核桃等各类坚果，全麦面包、饼干等小糕点，苹果、香蕉等营养丰富的水果及奶类，都可以作为零食。但要注意，来自零食的能量应计入全天的能量摄入之中。

小贴士：吃零食要选对时间。如果三餐固定，上午10点和下午3点左右是吃零食的最佳时间。此时正值两餐之间，适当地吃些零食，既可以补充一些营养，又可以消除疲劳、调节心情、缓解压力。但要注意，在睡前一个小时内，不要吃零食，否则会影响正常睡眠，给身体带来损害。

（八）每天足量饮水，合理选择饮料

一般来说，在温和气候条件下生活的轻体力活动的成年人每日最少饮水1200 ml（约6杯）。在高温、强体力劳动或户外运动时，应适当增加饮水量。饮水不足或过多都会对人体健康带来危害。饮水应少量多次，要主动。专家建议，每次饮水200～300毫升，每日饮6～8次，不要感到口渴时一次饮过多的水，以免使体液浓度突然变化，给身体造成不适。

白开水是最符合人体需要的饮用水，具有很多优点：

① 自来水煮沸后，既洁净、无细菌，又能使过高硬度的水质得到改善，还能保持原水中某些矿物质不受损失；

② 制取简单，经济实惠，用之方便。因而，白开水是

满足人体健康、最经济实用的首选饮用水。

饮料多种多样，需要合理选择，如乳饮料和纯果汁饮料含有一定量的营养素和有益的膳食成分，适量饮用可以作为膳食的补充。有些饮料添加了一定的矿物质和维生素，适合热天户外活动和运动后饮用。有些饮料只含糖和香精香料，营养价值不高。多数饮料都含有一定量的糖，大量饮用会在不经意间摄入过多能量，造成体内能量过剩。另外，饮后如不及时漱口刷牙，残留在口腔内的糖会在细菌作用下产生酸性物质，损害牙齿健康。每天喝大量含糖的饮料代替喝水，是一种非常不健康的习惯，应当改正。

小贴士：有报道称，常喝碳酸饮料会使 12 岁的少年齿质腐损的几率增加 59%，令 14 岁少年齿质腐损的几率增加 220%。如果每天喝 4 杯以上的碳酸饮料，这两个年龄段孩子的齿质腐损的可能性将分别增加 252% 和 513%。因此，建议尽量少喝碳酸饮料，或使用吸管喝碳酸饮料，以免对牙齿造成较大的伤害。

适量清淡饮茶对健康有益。中国是茶的故乡，是世界茶文化的发源地。饮茶在我国有着悠久的历史。茶叶中含有多种对人体有益的化学成分，例如茶多酚、咖啡因、茶多糖等。茶多酚、儿茶素等活性物质可以使血管保持弹性，并能消除动脉血管痉挛，防止血管破裂。有研究表明，长期饮茶可能对预防心血管病和某些肿瘤有一定的益处。

长期大量饮用浓茶会影响消化功能。茶叶中的鞣酸会阻碍铁质的吸收。因此饮茶应注意时间，一般空腹和睡前不宜饮浓茶。空腹饮茶会冲淡胃液，降低消化功能，影响食欲或消化吸收；睡前喝茶易使人兴奋，难以入睡。

小贴士：晨起一杯水，胜似生命水。清晨起床后喝一杯白开水，能给饥渴的细胞补充水分，降低血液黏度，有利于尿液的排出。通常饮水 30～40 分钟后，身体既能有效地排出体内夜间代谢的废弃物，又不影响早餐食欲。

（九）饮酒应限量

在节假日、喜庆和交际的场合，饮酒是一种习俗，但切记不能过量。

高度白酒基本上是纯能量食物，每克酒精含有 7 千卡的能量，不含其他营养素。无节制的饮酒，会使食欲下降，食物摄入量减少，以致发生多种营养素缺乏，急慢性酒精中毒、酒精性脂肪肝，严重时还会造成酒精性肝硬化；在每日饮酒的酒精量大于 50g 的人群中，10～15 年后发生肝硬化的人数每年约为 2%。肝硬化导致的死亡中有 40% 由酒精中毒引起；过量饮酒还会增加患高血压、中风等疾病的风险；并可导致事故及暴力事件的增加，对个人健康和社会安定都是有害的，所以应该严禁酗酒。另外饮酒还会增加患某些癌症的危险。因此若非要饮酒则应尽可能饮用低度酒，并控制在适当的量之内。

中国营养学会建议的成年人适量饮酒的限量值是成年男性一天饮用酒的酒精量不超过 25 克，相当于啤酒 750 毫升，或葡萄酒 250 毫升，或 38 度的白酒 75 克，或高度白酒 50 克；成年女性一天饮用酒的酒精量不超过 15 克，相当于啤酒 450 毫升，或葡萄酒 150 毫升，或 38 度的白酒 50 克。对于一些喜欢饮酒，特别是喜欢饮用高度白酒的人，为了健康生活，要自觉限量饮酒。

人们按酒精含量习惯将酒分为高度酒(国外又称烈性酒)、中度酒和低度酒三类。

① 高度酒是指 40 度以上的酒，如高度白酒、白兰地和伏特加。

② 中度酒是指 20 度～40 度之间的酒，如 38 度的白酒和马提尼等。

③ 低度酒是指酒精含量在 20 度以下的酒，如啤酒、黄酒、葡萄酒、日本清酒等。

美国人群研究结果表明，中老年人每天饮用相当于含有 14 克～28 克酒精的酒可以降低总死亡率。2002 年中国居民营养与健康状况调查结果显示，在 45 岁～59 岁的中年人中，每天酒精消费 5 克～10 克可能有利于高血压和血脂异常的预防。葡萄酒中含有多种植物化学物质，如白藜芦醇、原花青素等黄酮类物质以及鞣酸等具有抗氧化的作用；多酚能抑制血小板的凝集，防止血栓形成，对预防心血管疾病及延缓衰老有一定作用。到目前为止，适量饮酒对心血管系统的保护作用及机制尚待深入研究证实。

小贴士：肝病患者不适合饮酒。酒精进入人体后，必须经过肝脏的转化，使酒精变成乙醛，再从乙醛变成醋酸后，才能参加彻底代谢，最后变成二氧化碳和水。肝病患者由于肝脏将乙醛变为醋酸的能力降低，会造成毒害肝脏细胞的乙醛大量积聚在肝脏内，使肝病进一步恶化。

（十）吃新鲜卫生的食物

一个健康人一生需要从自然界摄取大约 100 吨食物，包括水和饮料。人体一方面从这些饮食中吸收利用本身必需的各种营养素，以满足生长发育和生理功能的需要；另一方面又必须防止其中的有害因素诱发食源性疾病。

食物放置时间过长就会引起变质，一类是对人体相对无害的变质，例如外观、结构和香味的变化（从树上摘的苹果放一段时间后甜度增加，口感更好），某些营养素的消耗等；另一类则是对人体有害的变质，如某些微生物、霉菌大量生长繁殖产生毒素，或某些食物中的油脂氧化而酸败等，这一类变质常常产生有毒有害物质。提倡选用新鲜食物，主要是为了防止后一类食物变质引起的健康危害。在条件许可的情况下，即使食物没有发生有害于健康的变化，也应选用新鲜的、色香味俱佳的食物。

正确采购食物是保证食物新鲜卫生的第一关。一般来说，正规的商场和超市、有名的食品企业比较注重产品的质量，也更多地接受政府和消费者的监督，在食品卫生方面具有较大的安全性。购买预包装食品还应当留心查看包装标识，特别应关注生产日期、保质期和生产单位。对感官不好的食品要多加注意，如颜色是否正常，有无酸臭异味，形态是否异常，是否发生了腐败变质。烟熏食品及有些加色食品，可能含有苯并芘（烟气熏制的熏鱼、熏肉中，可能含有致癌物质苯并芘)或亚硝酸盐(亚硝酸盐可以转化成致癌物亚硝胺)等有害成分，不宜多吃。

食物合理储藏可以保持新鲜，避免污染。高温加热能杀灭食物中的大部分微生物，延长保存时间；冰箱的冷藏温度通常为 4℃～8℃，一般不能杀灭微生物，只适于短期贮藏；而冻藏温度低达-23℃～-12℃，可抑止微生物生长，保持食物新鲜，适于长期贮藏。

烹调加工过程是保证食物卫生安全的一个重要环节。需要注意保持良好的个人卫生以及食物加工环境和用具的洁净，避免食物烹调时的交叉污染；对动物性食物应当注意加热熟透，煎、炸、烧烤等烹调方式如使用不当容易产生有害物质(食物接触的温度达到摄氏几百度以上，容易引起蛋白质和脂肪高温变性，可能生成苯并芘、杂环胺等致癌物质)，应尽量少用；食物腌制要注意加足食盐，避免在高温环境下储存，大量腌制蔬菜至少要腌制 20 天以上再食用。

有一些动物或植物性食物含有天然毒素。例如河豚鱼肉鲜美，但是在卵巢等内脏中，含有一种能致命的神经性毒素——河豚毒素，毒性相当于剧毒药品氰化钠的1250 倍，不足 1 毫克就能致人死命。毒蕈又称毒蘑菇，目前已鉴定的蕈类中，可食用蕈近 300 种，有毒蕈类约有100 种，可致人死亡的至少有 10 种。苦杏仁、苦桃仁和木薯中含有氰苷类化合物，这种化合物可水解产生剧毒的氰氢酸，对健康具有较大的危害性。未成熟或发芽的马铃薯中含有一种毒性成分——龙葵素，可引起溶血，并对运动中枢及呼吸中枢有麻痹作用。鲜黄花菜中含有秋水仙碱，经肠道吸收后可在体内转变成有毒的二秋水仙碱，引起食用者中毒。四季豆中含皂甙和血球凝集素，对人体消化道具有强烈的刺激性，并对红细胞有溶解或凝集作用。如果烹调时加热不彻底，其中的毒素未被破坏，食用后就会引起中毒等。为了避免误食中毒，一方面需要学会鉴别这些食物，另一方面应了解对不同食物进行浸泡、清洗、加热等去除毒素的具体方法。

对于在校的学生，没有储存新鲜食物的条件，买来的饭菜应在 4 个小时内吃掉，水果应在没有污染的袋中短期存放，贮存食品的容器和包装物必须安全无害。切记，经常使用的塑料容器应纯度高，不释放有害物质（例如酚、甲醛等），不得使用再生塑料袋盛装食物。油脂较多、温度较高的食物不宜在塑料容器内储存。

小贴士：随着生活节奏的加快以及盲目追求口感，人们在外就餐的机会越来越多。为了吸引消费者，饭店烹制的菜肴中过油和油炸的食物较多，一般都油大盐重。餐桌上的食物又都丰盛，就餐者很难抵挡七盘子八碗的诱惑，以致控制不住食量，就会暴饮暴食，饮酒过量。所以，学生在外就餐时，要注意以下问题：

（1）选择干净卫生的就餐场所。

（2）点菜时要注意食物多样，荤素搭配，多吃蔬菜和豆制品。

（3）点餐时，不要讲排场，餐量适可而止。

（4）尽量选择用蒸、炖、煮等方法烹调的菜肴，少吃煎、炸、烤等高温烹调的食物，不吃煎煳或烤焦的食物及高浓度食盐腌制的食物。

（5）食量要适度，特别是在吃自助餐时，更要做到食不过量。

（6）就餐时，选择清淡的饮料，不喝或少喝含糖量高的饮料，可以淡茶代饮。

（7）控制酒的消费，喝酒要严格限量。

（8）不用塑料袋盛装油炸、蒸煮等温度高的食物。

第三节　中国居民平衡膳食宝塔

中国居民平衡膳食宝塔（以下简称《膳食宝塔》）根据《中国居民膳食指南》的核心内容，结合中国居民膳食的实际状况，把平衡膳食的原则转化成各类食物的重量，便于人们在日常生活中实行。

一、《膳食宝塔》的结构

《膳食宝塔》共分五层，包含我们每天应吃的主要食物种类，如图 5 - 3 - 1 所示。《膳食宝塔》各层位置和面积不同，这在一定程度上反映出各类食物在膳食中的地位和应占的比重。谷类食物位居底层，每人每天应该吃 250 克～400 克；蔬菜和水果位居第二层，每天应分别吃 300 克～500 克和 200 克～400 克；鱼、禽、肉、蛋等动物性食物位居第三层，每天应该吃 125 克～225 克（鱼虾类 50 克～100 克，畜、禽肉 50 克～75 克，蛋类 25 克～50 克）；奶类和豆类食物位居第四层，每天应吃相当于鲜奶 300 克的奶类及奶制品和相当于干豆 30 克～50 克的豆类及豆制品；第五层塔顶是烹调油和食盐，每天烹调油不超过 25 克或 30 克，食盐不超过 6 克。成年人每日应至少饮水 1200 毫升（约 6 杯）。建议成年人每天进行累计相当于步行 6000 步以上的身体活动，如果身体条件允许，最好进行 30 分钟中等强度的运动。

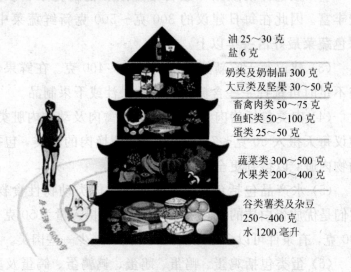

图 5 - 3 - 1　中国居民平衡膳食宝塔

二、《膳食宝塔》建议的食物量

　　《膳食宝塔》建议的各类食物摄入量，都是指食物可食部分的生重。各类食物的重量不是指某一种具体食物的重量，而是一类食物的总量。因此在选择具体食物时，实际重量可以在互换表中查询。《膳食宝塔》中所标示的各类食物建议量的下限为能量水平 1800 千卡的建议量，上限为能量水平 2600 千卡的建议量。

（1）谷类、薯类及杂豆食物的选择应重视多样化，粗细搭配，建议每天摄入 50 克～100 克粗粮或全谷类制品，每周 5～7 次。

（2）颜色深的蔬菜一般含维生素和植物化学物质比较丰富。因此在每日建议的 300 克～500 克新鲜蔬菜中，深色蔬菜最好占一半以上。

（3）建议每天吃新鲜水果 200 克～400 克。在鲜果供应不足时可选择一些含糖量低的纯果汁或干果制品。

（4）肉类包括猪肉、牛肉、羊肉、禽肉及动物内脏类，建议每天摄入 50 克～75 克。要经常调换肉的种类，包括动物内脏，以得到更全面的营养。

（5）水产品包括鱼类、甲壳类和软体类动物性食物。它们是优质蛋白质的良好来源。建议每天摄入量为 50 克～100 克，有条件可以多吃一些鱼类，同时减少一些肉类。

（6）蛋类包括鸡蛋、鸭蛋、鹅蛋、鹌鹑蛋、鸽蛋及其加工制成的咸蛋、松花蛋等，建议每日摄入量为 25 克～50 克，相当于半个至 1 个鸡蛋。

（7）乳类常见的有牛奶、酸奶、奶粉及奶酪等，建议量相当于液态奶 300 克、酸奶 360 克、奶粉 45 克，有条件的可以多吃一些。

超重者和肥胖者，建议选择脱脂奶或低脂奶。乳糖不耐受的人可以食用酸奶或低乳糖奶及其奶制品。

（8）大豆包括黄豆、黑豆和青豆，其常见的制品包括豆腐、豆浆、豆腐干及千张（豆腐皮）等。

推荐每日摄入 30 克～50 克大豆。以提供蛋白质的量计算，40 克干豆相当于 80 克豆腐干、120 克北豆腐、240 克南豆腐、650 克豆浆。坚果包括花生、瓜子、核桃、杏仁和榛子等，由于坚果的蛋白质与大豆相似，有条件的居民可吃 5 克～10 克坚果替代相应量的大豆。

（9）烹调油包括各种烹调用的动物油和植物油，植物油包括花生油、豆油、菜籽油、芝麻油和调和油等，动物油包括猪油、牛油和黄油等。

每天烹调油的建议摄入量为不超过 25 克或 30 克，尽量少食用动物油。烹调油也应多样化，应经常更换种类，食用多种植物油。

（10）健康成年人一天食盐（包括酱油和其他食物中的食盐）的建议摄入量为不超过 6 克。

一般 20 毫升酱油中含 3 克食盐，10 克黄酱中含盐 1.5 克，如果菜肴需要用酱油和酱类，应按比例减少食盐用量。

三、《膳食宝塔》的应用

在《膳食宝塔》中，不同能量水平的食物建议量、所提供的能量及营养素水平，根据计算，基本达到了各能量需要水平人群的营养需要，如表 5-3-1 所示。能量、蛋白质的构成合理，保持了中国膳食以谷类食物为主的优点，碳水化合物所提供的能量达到 50%～60%，来源于动物性食物和豆类食物的优质蛋白比例达到 60%～70%，脂肪能量一般不超过 30%。这表明《膳食宝塔》提供的食物结构是合理的。

表 5-3-1　按照 5 个不同能量水平建议的食物摄入量(g/d)

宝塔层数	食物种类	1800 kcal	2000 kcal	2200 kcal	2400 kcal	2600 kcal
顶层	油 25～30 g	25	25	25	30	30
	盐 6 g	6	6	6	6	6
二层	奶类及奶制品 300 g	300	300	300	300	300
	大豆类及坚果 30～50 g	30	40	40	40	50
三层	畜禽肉 50～75 g	50	50	75	75	75
	鱼虾类 50～100 g	50	75	75	100	100
	蛋类 25～50 g	25	25	30	30	30
四层	蔬菜类 300～500 g	300	300	400	400	500
	水果类 200～400 g	200	300	300	400	400
底部	谷、薯、杂豆 250～400 g	250	300	300	350	400
	饮水 1200 ml	1200	1200	1200	1200	1200

《膳食宝塔》建议的每人每日各类食物适宜摄入量范围适用于一般健康成人，在实际应用时要根据个人年龄、性别、身高、体重、劳动强度、生理状态、季节等情况适当调整。年轻人、身体活动强度大的人需要的能量高，应

适当多吃些主食；年老、活动少的人需要的能量少，可少吃些主食。对于正常成人，体重是判定能量平衡的最好指标。每个人应根据自身的体重及变化适当调整食物的摄入，主要应调整的是含能量较多的食物。

《膳食宝塔》建议的各类食物摄入量是一个平均值，每日膳食中应尽量包含《膳食宝塔》中的各类食物，但无须每日都严格照着《膳食宝塔》建议的各类食物的量吃。例如烧鱼比较麻烦，就不一定每天都吃50克～100克鱼，可以改成每周吃2次～3次鱼，每次150克～200克，这样较为切实可行。实际上平日喜欢吃鱼的多吃些鱼、愿吃鸡的多吃些鸡都无妨。重要的是一定要经常遵循《膳食宝塔》各层中各类食物的大体比例。在一段时间内，比如一周，各类食物摄入量的平均值应当符合《膳食宝塔》的建议量。

四、食物同类互换，调配丰富多彩的膳食

人们吃多种多样的食物不仅是为了获得均衡的营养，也是为了使饮食更加丰富多彩，以满足人们的口味享受。假如人们每天都吃同样的50克肉、40克豆，难免久食生厌，那么合理营养也就无从谈起了。

《膳食宝塔》包含的每一类食物中都有许多品种，虽然每种食物都与另一种不完全相同，但同一类中各种食物所含营养成分往往大体上近似，在膳食中可以互相替换。以下表5-3-2、表5-3-3、表5-3-4和表5-3-5分别为几类常见食物的互换表。

表 5 - 3 - 2　谷类食物互换表（相当于 100 克米、面的谷类食物）

食 物 名 称	重 量/克	食 物 名 称	重 量/克
大米、糯米、小米	100	烧饼	140
富强粉、标准粉	100	烙饼	150
玉米面、玉米糁	100	馒头、花卷	160
挂面	100	窝头	140
面条（切面）	120	鲜玉米	750～800
面包	120～140	饼干	100

表 5 - 3 - 3　豆类食物互换表（相当于 40 克大豆的豆类食物）

食 物 名 称	重量/克	食 物 名 称	重 量/克
大豆（黄豆）	40	豆腐干、熏干、豆腐泡	80
腐竹	35	素肝尖、素鸡、素火腿	80
豆粉	40	素什锦	100
青豆、黑豆	40	北豆腐	120～160
膨化豆粕（大豆蛋白）	40	南豆腐	200～240
蚕豆（炸、烤）	50	内酯豆腐（盒装）	280
五香豆豉、千张、豆腐丝（油）	60	豆奶、酸豆奶	600～640
豌豆、绿豆、芸豆	65	豆浆	640～680
红小豆	70		

表 5 - 3 - 4　乳类食物互换表（相当于 100 克鲜牛奶的乳类食物）

食 物 名 称	重 量/克	食 物 名 称	重 量/克
鲜牛奶	100	酸奶	100
速溶全脂奶粉	13～15	奶酪	12
速溶脱脂奶粉	13～15	奶片	25
蒸发淡奶	50	乳饮料	300
炼乳（罐头、甜）	40		

表 5 - 3 - 5   肉类互换表（相当于 100 克生肉的肉类食物）

食 物 名 称	重 量/克	食 物 名 称	重 量/克
瘦猪肉	100	瘦牛肉	100
猪肉松	50	酱牛肉	65
叉烧肉	80	牛肉干	45
香肠	85	瘦羊肉	100
大腊肠	160	酱羊肉	80
蛋清肠	160	鸡肉	100
大肉肠	170	鸡翅	160
小红肠	170	白条鸡	150
小泥肠	180	鸭肉	100
猪排骨	160～170	酱鸭	100
兔肉	100	盐水鸭	110

五、因地制宜充分利用当地资源

我国幅员辽阔，各地的饮食习惯及物产不尽相同，只有因地制宜充分利用当地资源，才能有效地应用《膳食宝塔》。例如牧区奶类资源丰富，可适当提高奶类摄入量；渔区可适当提高鱼及其他水产品摄入量；农村、山区则可利用山羊奶以及花生、瓜子、核桃和榛子等资源。在某些情况下，由于地域、经济或物产所限无法采用同类互换时，也可以暂用豆类代替乳类、肉类；或用蛋类代替鱼类、肉类；不得已时也可用花生、瓜子、榛子和核桃等坚果代替大豆或肉、鱼、奶等动物性食物。

六、养成习惯，长期坚持

　　膳食对健康的影响是长期。我们需要自幼养成习惯，并坚持不懈，才能充分体现《膳食宝塔》对健康的重大促进作用。

参 考 文 献

[1] 葛可佑. 中国营养师培训教材. 北京：人民卫生出版社，2005.

[2] 中国营养学会. 中国居民膳食指南. 拉萨：西藏人民出版社，2008.

[3] 张晔，左小霞. 解读《中国居民膳食指南》. 青岛：青岛出版社，2012.

[4] 于康. 写给上班族的营养书. 北京：文化艺术出版社，2010.

[5] [英]帕特里克·霍尔福德. 营养圣经. 北京：中国友谊出版公司，2002.

图书在版编目(CIP)数据

女性必备营养常识与健康指导/吕薇主编.
—西安:西安电子科技大学出版社,2013.9
(女性素质教育系列读本)
ISBN 978 - 7 - 5606 - 3182 - 0

Ⅰ.① 女…   Ⅱ.① 吕…   Ⅲ.① 女性—营养卫生   ② 女性—保健
Ⅳ.① R153.1   ② R173

中国版本图书馆 CIP 数据核字(2013)第 198133 号

策   划　李惠萍
责任编辑　李惠萍　卢　杨
出版发行　西安电子科技大学出版社(西安市太白南路 2 号)
电   话　(029)88242885　88201467
邮   编　710071
网   址　www.xduph.com
电子邮箱　xdupfxb001@163.com
经   销　新华书店
印刷单位　西安文化彩印厂
版   次　2013 年 9 月第 1 版　2013 年 9 月第 1 次印刷
开   本　850 毫米×1168 毫米　1/32　印张 5.5
字   数　100 千字
印   数　1~2000 册
定   价　12.00 元

ISBN 978 - 7 - 5606 - 3182 - 0/R

XDUP 3474001 - 1